房颤患者健康教育手册

FANGCHAN HUANZHE JIANKANG JIAOYU SHOUCE

主审　欧尽南　王小艳
主编　陈玉梅　范文文　尹丽红

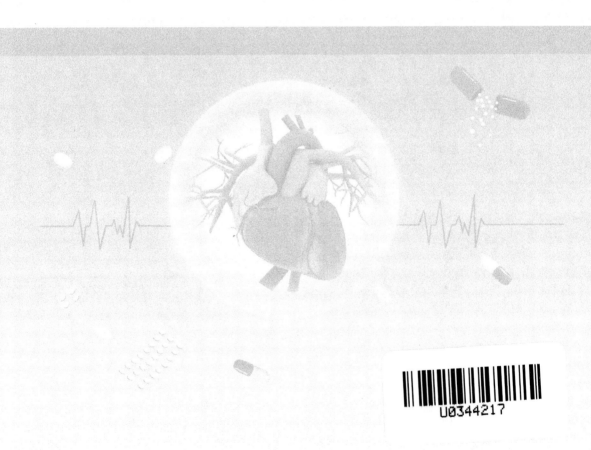

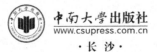

中南大学出版社
www.csupress.com.cn
·长沙·

前言

Foreword

在生命的长河中，健康始终是我们最为珍视的财富。而心房颤动（简称房颤）作为一种常见且会引起严重后果的心血管疾病，具有高发病率与高病死率等特点，正在影响着许多人的生活。据统计，我国成年人（年龄≥45岁）房颤患病率为1.8%，年龄>75岁人群患病率约为5%。2022年的数据统计显示，我国房颤患病人数达2000万。房颤患病率偏高，但知晓率和治疗率偏低。有时候房颤在不知不觉中悄然发生，房颤患者面对难缠的疾病常常无所适从。而事实上房颤会伴随相当一部分患者的终身，我们得被动地与"颤"共存。在与房颤的周旋过程中，患者及其亲属充分掌握疾病知识、积极参与自我管理至关重要。我们编写这本《房颤患者健康教育手册》，旨在为广大正在被房颤困扰的患者及其亲属点亮一盏指引的明灯。希望这本书能够成为广大病友应对房颤的得力助手。通过这本书，您将清晰全面地了解房颤的基本概念、诊断方法、治疗途径，明白在生活中如何针对房颤及其合并症进行自我管理，从饮食、运动、睡眠等方面科学应对，提高生活质量。让我们一起借助知识的力量远离房颤，即使不幸发生了房颤，也能勇敢地面对房颤，在健康的道路上稳步前行，重获宁静而美好的生活。

编者

2024 年 6 月

目 录

Contents

第一章

趣谈心脏

【知识速览】

1. 深藏不露的心脏

　　心脏是人体最重要的器官之一，它的外形像个桃子或像个倒置的、前后稍扁的圆锥体，重量为 250~300 克，心脏的重量与年龄、身高、体重和体力活动等因素有关，相当于人体拳头的大小。正常人的心脏位于胸腔正中稍偏左侧的位置——胸腔是由胸部前面硬硬的胸骨、后面的脊柱和连接它们的肋骨围成的区域，心脏就深藏在胸腔的中央，如图 1-1 所示。

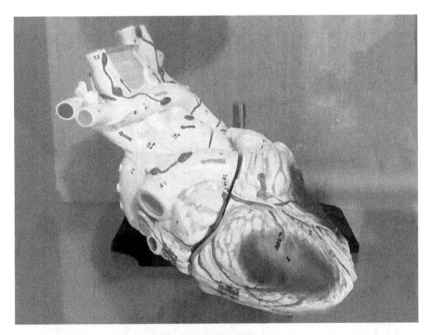

图 1-1　深藏不露的心脏

2. 心脏是一套特殊的四居室房子

心脏外表像个桃子，内部结构却别有洞天。基本结构包括左心房、左心室、右心房、右心室四个心腔，如图1-2所示，犹如一套复式的四居室楼房，分为左右两套相邻二层楼，楼上的都叫"房"，楼下的都叫"室"。正常情况下左、右之间互不相通，老死不相往来。左右半心各自内部有个单向阀门，分别叫做二尖瓣和三尖瓣。正常情况下，血流方向是单向的，只准"楼上"的心房的血液流向"楼下"的心室，不能反流。如果左右心脏的血液"串门"或血液从心室反流到心房内，那就乱了套，人体就会出现一系列症状，就得治疗了。这套四居室的"墙壁"和隔断主要由肌肉组织构成，而心脏的电路系统(神经纤维、心电传导组织)和水路系统(血管)或夹在其中或攀附于表面。心脏上的血管负责心脏本身的血液运输，神经纤维和心电传导组织则负责传递电信息，控制心脏的收缩和舒张活动。心脏的每一次收缩和舒张完成被称为一次心动周期，心脏这套会动的"房子"就这样周而复始地跳动，肩负着维持全身血液循环的重任。

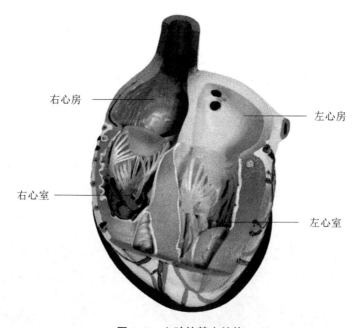

右心房

左心房

右心室

左心室

图1-2　心脏的基本结构

3. 心脏是个"多面手"

首先，心脏的主要功能是输送和回收血液，维持血液循环。几个腔室分工明确：左半心也就是左心房和左心室负责接收和输送鲜红的动脉血到全身组织，而右半心(右心房和右心室)则负责接收暗红的静脉血，再把它通过肺动脉输送到肺部。血液在肺部"吸满"了氧气，放走了二氧化碳，摇身一变就成了动脉血通过肺静脉回到左半心，进入下一个循环。其次，心脏除了输送和接收血液外，还可以分泌一些生物活性物质如心钠素、内皮素、血管紧张素等，参与机体多种功能的调节。如图 1-3 所示。

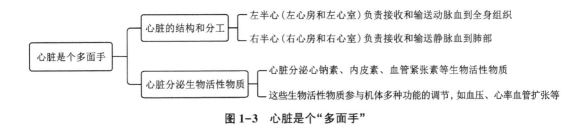

图 1-3 心脏是个"多面手"

4. 心肌细胞暗藏玄机

心脏肌肉组织由许多细胞构成，心肌细胞按照形态和功能分为两类：普通心肌细胞和特殊心肌细胞。普通心肌细胞构成心房壁和心室壁的主要部分，具有收缩功能。特殊心肌细胞具有自律性和传导性，自律性就是自己发生电冲动，传导性就是传导电冲动。这些特殊心肌细胞构成了心脏传导系统，即心脏的电路系统，包括：窦房结、结间束、房室结、房室束、浦肯野纤维。心脏就是靠这些心肌细胞规律地产生和传导电冲动，控制着心脏的节律性收缩。当某些因素导致这种规律平衡状态遭到破坏，就有可能导致心脏跳动的频率和节律发生紊乱，称为心律失常。如图 1-4 所示。

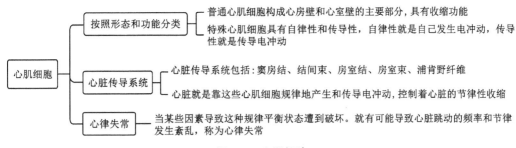

图 1-4 心肌细胞

5. 心脏自身的血液循环

心脏自身的血液循环系统是由布满在它上面的冠状动脉和冠状静脉血管完成的，这些血管就好比心脏的"水路"系统，也称之为冠脉循环。冠状动脉起源于主动脉根部，由左、右冠状动脉两根"主水管"进入心脏，其中左冠状动脉主干很短，称之为"左主干"，为 5~10 毫米，随即分为"前室间支"、"左旋支"两根水管，主要供给左心房及左心室大部分；右冠状动脉可分为"后室间支"和"右旋支"，主要供给右心房、右心室前壁大部分，右心室侧壁和后壁全部，左心室后壁的一部分。这些冠状动脉血管负责通过运输动脉血供应心肌活动所需要的氧气和养料。动脉血通过心肌毛细血管网供给心肌细胞后，变成静脉血（含代谢后的废物）后逐级通过心脏的小、中、大静脉回流到右心房。心脏自身的血液循环系统如图 1-5 所示。

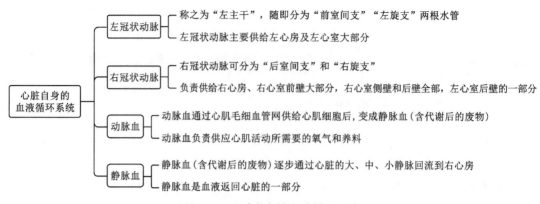

图 1-5　心脏自身的血液循环系统

冠状动脉粥样硬化性心脏病（简称冠心病）就是心脏的"水路"出现问题——心脏的"水路"因为动脉硬化等原因管道狭窄或闭塞，从而导致它所供应的区域出现心肌缺血、坏死。冠心病可引发心绞痛、心肌梗死，还可能引起所供应部位的"电线路"——传导系统的血供障碍，从而导致心律失常。在现实生活中，因为心脏这所房子的"水路"出现狭窄或堵塞而导致的心绞痛、心肌梗死、心律失常等临床表现很常见。

6. 心脏的电路网络布局

心脏有着一套复杂的电路网络，这一电路网络是由特殊心肌细胞所构成，具有自律性和传导性，能产生和传导电冲动，负责将电信号从窦房结传送到心肌细胞，以驱动心脏的节律性收缩和舒张。这一电路网络包括：窦房结、结间束、房室结、房室束、浦肯野纤维。心脏的电路网络布局如图 1-6 所示。

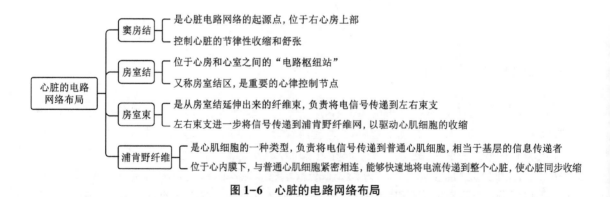

图 1-6　心脏的电路网络布局

（1）窦房结：窦房结位于右心房上部，是心脏电路网络的起源点，像心脏的总指挥官一样指挥着心脏规律地跳动。它负责规律地产生电信号，并通过心电传导系统将信号传递到心肌细胞，控制心脏的节律性收缩和舒张。

（2）房室结：房室结是位于心房和心室之间的"电路枢纽站"，负责接收来自窦房结的电信号，并将其传递到希氏束和浦肯野纤维网。房室结所在的区域又称房室结区，是重要的心律控制节点，犹如一个重要的军事枢纽，能将来自窦房结的兴奋延搁下传至心室，从而使心房肌和心室肌依次交替收缩，具有控制心脏节律的作用，并可以调节心室的收缩顺序和强度。这个区域出了问题，就会导致许多复杂的心律失常的发生。

（3）房室束：是从房室结延伸出来的纤维束，负责将电信号传递到左右束支。左右束支进一步将信号传递到浦肯野纤维，以驱动心肌细胞的收缩。

（4）浦肯野纤维：浦肯野纤维是心肌细胞的一种类型，负责将电信号传递到普通心肌细胞，相当于基层的信息传递者。它们位于心内膜下，与普通心肌细胞紧密相连，能够快速地将电流传递到整个心脏，使脏同步收缩。

7. 心脏电路系统的正常工作模式

心脏是人体的重要器官，其电路系统确保了心脏工作的规律性、有效性和协调性。心脏电路系统的正常工作模式如图1-7所示。主要包括以下几个方面：

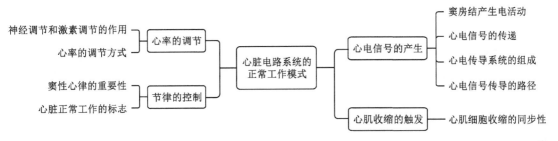

图1-7　心脏电路系统的正常工作模式

（1）心电信号的产生：心电信号的产生始于窦房结，这是心脏的天然"发报机"。窦房结内的细胞通过特定的化学和电学机制，自发地产生电活动，形成心电信号。

（2）心电信号的传导：一旦心电信号在窦房结产生，它将通过心电传导系统被传递到心房和心室，心电传导系统包括结间束、房室结、房室束和浦肯野纤维，这些结构确保心电信号以适当的速度和顺序传递到整个心脏。

（3）心肌收缩的触发：心电信号传导到普通心肌细胞后，它们会被触发进行收缩。因为心电信号的快速传导，心肌细胞的收缩是同步的，从而实现心脏的有效泵血。

（4）心率的调节：心率是指心脏每分钟跳动的次数。心率的调节是通过神经和激素调节实现的。神经调节是一种直接的方式，当神经受到刺激就产生兴奋，而且会传递电信号，指挥位于末端的窦房结增加或减慢心率。激素调节则没那么直接，而是分泌一些激素充当信使来完成这些调节工作。这两种方式都可以增加或减少心脏的电活动，从而加快或减慢心率，实际情况下并不是单独起作用的，而是在两种方式相互配合下完成心率的调节的。

（5）节律的控制：心脏的电路系统具有内在的节律性，以确保心脏有规律地跳动。正常的心跳节律被称为窦性心律，也是心脏正常工作的重要体现。

总的来说，心脏电路系统的正常工作模式依赖于各种复杂机制的协同作用来维持心脏的稳定、规律和有效地跳动。任何偏离正常工作模式的状况都可能导致心律失常的发生。

【你问我答小课堂】

1. 有时剧烈运动后出现呼吸困难、心悸的情况，是不是发生了心律失常？

不一定，所谓心律失常是指心脏的电信号发生或传导异常，导致心脏的跳动频率和节奏出现异常。正常情况下，心脏电路网络系统稳定地产生电信号，驱动心脏有规律按一定的频率收缩和舒张，从而维持血液循环。然而，当心脏电路网络系统出现故障时，心脏的跳动可能会变得过快、过慢、不规律或突然停止跳动。这些异常情况可能导致心悸、胸闷、头晕、乏力等症状，严重时甚至可能导致猝死。一般情况下正常人心跳每分钟 60～100 次。运动时心脏应激性地跳得很快也可能会出现症状，但休息后会恢复正常，这种情况是人体的正常反应，不属于心律失常。

2. 导致心律失常的原因有哪些？

心律失常的原因有很多，其中一些可能与遗传因素、心脏器质性病变、内分泌失调、电解质紊乱等有关。例如，心脏电路网络中的窦房结、房室结、房室束、浦肯野纤维等任何一个部分的异常(如缺血坏死)都可能导致心律失常。此外，一些外部因素如缺氧、电解质紊乱、药物中毒等也可能导致心律失常。

3. 心律失常能彻底治愈吗？

心律失常发生的原因很复杂，有些心律失常只要去除病因可以彻底治愈，有些心律失常则难以完全治愈。治疗方法包括药物治疗和介入手术治疗、心脏电复律等，要具体问题具体分析。

4. 什么是心电图？

心电图是通过心电图机在体表记录心脏每一心动周期所产生的电活动变化形成的曲线图，是心脏电活动的外在表现。心电图由一系列高低不一、宽窄不一的波形组成，它们按照一定的先后顺序排列和一定的频率出现，周而复始。心电图的图形包括 P 波、QRS 波群、T 波等，如图 1-8 所示。P 波代表心房除极(兴奋)的过程，也就是心脏刚刚兴奋的过程，P-R 间期也就是 P 波的起点到 QRS 波群的起点，代表心房开始除极到心室开始除极(兴奋)的时间；QRS 波群代表心脏的收缩过程，也就是心室除极的全过程，T 波代表心脏的舒张过程，也就是心脏快速复极(快速整队休整，准备迎接下一次任务)的过程。如果出现异常情况，心电图的图形就会发生变化。通过心电图检查，医生可以了解心脏的心电活动和诊断心脏疾病。

例如，心肌梗死、心律失常等疾病都可以通过心电图检查来诊断。

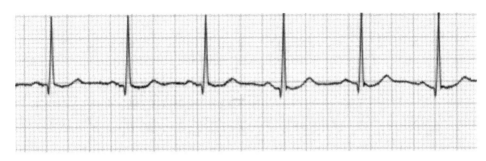

图 1-8　心电图

5. 什么叫窦性心律失常?

正常情况下窦房结是心脏的发电机，由它主宰心脏的跳动节律。发生心律失常后，只要总体节律是由窦房结控制的，医学上都把它统称为窦性心律失常，这是最常见的类型。包括窦性心动过速、窦性心动过缓、窦性心律不齐等。

6. 什么叫早搏?

所谓早搏就是提早搏动的意思，医学上称为期前收缩。在病态情况下，心脏组织会出现一些"逞能多事"的区域，时不时地抢在正常心脏电冲动前自主地发出电冲动，产生一次心脏过早搏动，甚至干扰正常的心动周期，患者就会出现心悸不适，有时感觉好像心脏停了一下，产生了心慌的感觉。根据早搏的来源不同，分为房性早搏(来源于心房)、交界性早搏(产生于房室交界区域)、室性早搏(来源于心室)，其中心室来源的早搏对人体的危害最大。

7. 每分钟心跳低于 60 次就必须吃药吗?

不一定。一般情况下正常人的心率是每分钟 60~100 次，低于 60 次称为心动过缓。但不是所有的低于 60 次/分钟的情况都需要马上治疗。比如某些成人本身基础心率不高，人体在夜间睡眠时心率可能低于 60 次/分钟。这是因为夜间睡眠中，人体的各项生理活动减慢，耗能减少，受神经的调节，心脏当然也要节能放慢节奏，心跳较白天变慢，如果没有不适症状则不必过分担心，一般为正常现象。

8. 什么是心脏传导阻滞?

心脏电路网络中某个部位的电信号传导受阻，导致心跳不规律称为心脏传导阻滞。常见的传导阻滞包括：①窦房传导阻滞：窦房结与心房之间的电信号传导受阻。②房室传导阻滞：房室之间的电信号传导受阻，导致心室收缩不协调或心跳减慢，患者可出现头晕、心悸、胸闷等症状。其中房室传导阻滞根据程度不同分为一度、二度和三度房室传导阻滞。③室内传导阻滞：心室内电信号传导受阻，导致心肌收缩不协调。心脏传导阻滞的分类如图 1-9 所示。

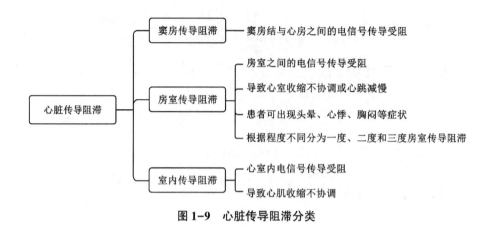

图 1-9　心脏传导阻滞分类

第二章

走近"扑朔迷离"的房颤

1611年，文学巨匠莎士比亚曾说过："我的身体在颤抖，我的心在疯狂地舞动着，但这并没有引起我的快乐。"这句话不仅生动形象地描述了莎翁的内心世界，也被现代医学家认定是对房颤最早的描述。

【知识速览】

房颤是心房颤动的简称，是最常见的心律失常之一，是心脏的心房部分丧失了原有的规律运动，出现了不规则的、快速的颤动，如图2-1所示。简单理解就是心脏跳得没有规律，乱发指令，导致心房各部分的心肌"各自为营"，杂乱无章地自行跳动。这样毫无章法地跳动，带来的临床症状也是多种多样。有些房颤患者心慌、心悸等症状明显，而有些患者却没有症状，让人捉摸不透。因此，房颤也被称为"温柔的杀手"，它不仅影响患者的生活质量，还可以导致血栓栓塞、心衰等并发症。

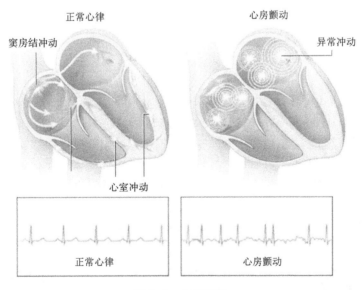

图2-1 心房颤动

有数据显示，中国的房颤患病率约为0.77%，我国成年人（年龄≥45岁）房颤标化患病率为 1.8%，75 岁以上高龄人群的患病率为 5% 左右。2022 年的数据统计显示，我国房颤患病人数达 2000 万，且房颤的发病率随着年龄增长而增加，换言之，年龄越大，越容易患房颤。然而，房颤公众认知度和治疗率偏低。有时候房颤在不知不觉中悄然发生，有的房颤患者面对难缠的疾病常常无所适从。

【你问我答小课堂】

1. 房颤的症状有哪些?

"怦然心动"，可能是房颤来袭，因为心慌、心悸是房颤最常见的临床症状。房颤常见的临床症状还有头晕、乏力、胸闷、运动耐量下降等。

(1) 心悸、心慌。

这是房颤最典型的症状，也是最常见的症状，房颤发作时心率可能会变得非常快，每分钟心跳可能超过 100 次，严重时可以为 150 次以上。这种快速的、不规则的心率会使患者感到心慌、心悸，感觉心跳很快、不规则，有时甚至感觉心脏要跳到嗓子眼了，有人说好像做了亏心事，怕被人骂的感觉。

(2) 气短、乏力。

房颤患者可能会感到气短，简言之就是有气无力、上气不接下气，特别是在活动或运动时。同时，还可能会感到明显的乏力，即使仅进行轻微的活动也会感到疲乏不堪。

(3) 头晕、眼花、烦躁、焦虑。

心房颤动导致心脏功能下降，心脏的泵血功能减少，可能会引起脑部供血不足，从而导致头晕和眼花，有时还可能伴有视力下降，看东西模糊。同时房颤还可能导致痴呆，使患者认知功能下降，也可以导致患者入睡困难和心理困扰，部分患者可出现焦虑、烦躁。

(4) 胸闷、胸痛。

一些房颤患者可能会感到胸闷，就像胸口压着一块大石头。在某些情况下，这种不适可能会升级为胸痛，这是因为房颤导致心脏收缩功能下降，引起了心肌供血不足。

(5) 晕厥。

在某些情况下，房颤患者可能会突然感到眼前一黑，然后失去意识，过一会儿又恢复过来。这种情况称为晕厥，可能是由于心脏无法有效泵血到大脑导致的短暂性缺血缺氧。

(6) 尿频。

房颤为什么会导致小便次数增多呢? 这是因为房颤发作时，心房的肌肉内会分泌一种被称为心房尿钠肽的物质，这种物质分泌入血后，会作用于我们的肾脏，产生大量的尿液，使患者出现尿频的症状。

(7) 无症状性房颤。

以上症状因人而异，并非每个房颤患者都会出现，大约三分之一的房颤患者自述没有任何症状，也有部分患者因为症状较轻而逐渐耐受，这种情况往往导致被忽视。无症状并不代表没有危害，无症状性房颤也可导致脑卒中和死亡等严重后果。因此，房颤也被称为"隐蔽的杀手"。此外，有些症状可能与其他疾病有关，因此如果出现这些症状，最好尽快就医，以便医生进行准确的诊断和适当的治疗。

在临床上医生会使用欧洲心律协会(European Heart Rhythm Association，EHRA)房颤症状评分表评估房颤患者症状的严重性，如表 2-1 所示。

表 2-1　EHRA 房颤症状评分表

EHRA 评分	症状严重程度	描述
1	无	不引起任何症状
2a	轻度	日常活动不受相关症状的影响
2b	中度	日常活动不受相关症状的影响，但受到症状的困扰
3	严重	日常活动受到相关症状的影响
4	致残	正常活动受限或终止

2. 导致房颤的"罪魁祸首"(病因)有哪几大类?

房颤的病因大致可以分为三类：心脏自身疾病、心脏以外的疾病、找不到明确病因的房颤。如图 2-2 所示。

(1)心脏自身疾病。

心脏自身疾病即各种器质性心脏疾病所导致，包括冠心病、高血压、风湿性心脏病合并二尖瓣狭窄、心肌梗死、心力衰竭、心肌病、瓣膜病、先天性心脏病、预激综合征等，这些疾病可以导致心房缺血和纤维化，从而引发房颤。

(2)心脏以外的疾病。

如甲状腺功能亢进(简称"甲亢")，许多情况下房颤与甲状腺功能亢进密切相关，甲状腺功能亢进可以导致心脏代谢异常，进而引发房颤，甲亢患者房颤的发生率为 5%～15%。此外，还有一些疾病如肺动脉栓塞、严重感染、肺源性心脏病等，呼吸系统疾病(如慢性阻塞性肺疾病、睡眠呼吸暂停综合征等)、自身免疫性疾病、水电解质紊乱等也可能导致房颤的发生。

(3)找不到明确原因的房颤。

约 15% 的房颤患者既无器质性心脏病，也不合并第二类判举的常见促发房颤的疾病。这种没有明确病因的房颤，医学上称为孤立性房颤。可能与个体差异和遗传因素有关。

需要注意的是，房颤的病因并不是单一的，很多情况下可能是多种因素共同作用的结果。

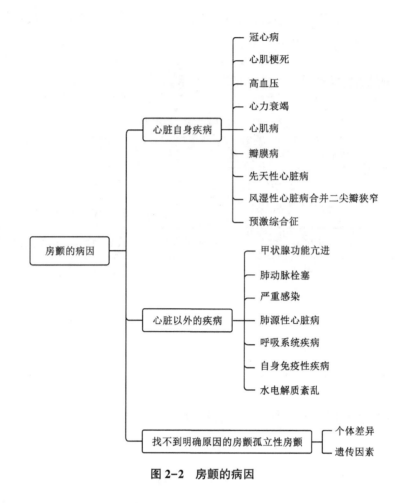

图 2-2　房颤的病因

3. 日常生活中哪些因素可以诱发房颤的发作?

"知己知彼,方能百战百胜。"了解好房颤的诱发因素,在日常生活中才能更好地避免房颤的发作。

(1)剧烈运动、劳累。

有房颤或其他心脏疾病的患者进行剧烈的体力活动或运动可能诱发房颤,过度劳累、休息不足也可以诱发房颤。因此,房颤患者在日常活动中,应避免进行剧烈的体力劳动和运动,劳逸结合。

(2)各种刺激。

有基础疾病的患者在大量吸烟、饮酒或饮用含咖啡因饮料等刺激下可能增加房颤发作的风险;受到惊吓或情绪激动等精神刺激也可能导致房颤的发生。

因此,日常生活中,房颤患者应养成健康的生活习惯,保持情绪稳定。

4. 哪些人更容易得房颤?

房颤的危险因素有很多,可干预的危险因素包括患有高血压、糖尿病、冠心病、瓣膜病、睡眠呼吸暂停综合征(简称 OSAHS)、肥胖、甲状腺功能异常等,如图 2-3 所示。这些疾病的患者应保持警惕,一旦出现相关症状应立即进行筛查。不可干预的危险因素包括年龄、性别、家族史、基因等。老年人群是房颤的主要发病人群之一,因此,做好老年人群的房颤筛查和防治非常重要。

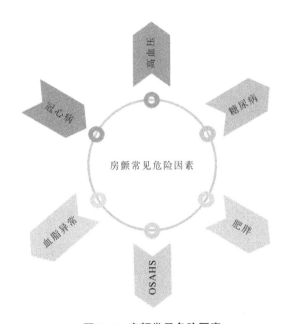

图 2-3 房颤常见危险因素

5. 房颤的心电图长什么样?

心电图是我们用来发现和诊断房颤最常用的检查手段,房颤的心电图主要有三大特点:

(1)正常心跳的 P 波消失,被心房颤动波(f 波)取代,f 波大小不等、形态各异,频率达 350~600 次/分。这些 f 波就像小小的锯齿一样,这就是房颤心电图的主要特点。

(2)心律绝对不整齐,可以看到每一个心动周期调整的过程中,房颤的心电图都是非常不规整的。

(3)RR 间期绝对不规则,QRS 波形态通常正常,但当心室率过快时,可能会发生室内差异传导,导致 QRS 波群增宽变形。

心电图是房颤诊断的主要手段,如果上述心电图改变在心电图或动态心电图上超过 30 秒即可诊断为房颤。正常心电图与房颤心电图如图 2-4 所示。

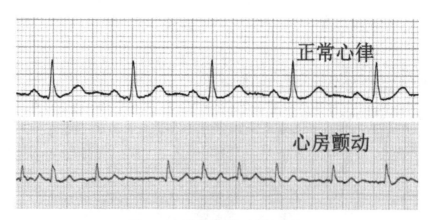

图 2-4　正常心电图与房颤心电图

6. 房颤有哪些类型?

　　根据房颤发作的持续时间,以及转复并长期维持窦性心律的难易程度和治疗策略选择,房颤可分为四个类型,即阵发性房颤、持续性房颤、持久性房颤和永久性房颤,如表 2-2 所示。

表 2-2　房颤的类型

房颤类型	持续时间
阵发性房颤	房颤持续时间小于 7 天
持续性房颤	房颤持续时间在 7 天及以上
持久性房颤	房颤持续时间超过 1 年
永久性房颤	房颤持续 10 年以上

　　所谓永久性房颤是指转复并维持窦性心律的可能性小,房颤持续 10 年以上,心电图显示近乎直线的极细小 f 波,或心脏磁共振成像显示左心房纤维化面积占左心房面积的 30%以上。

7. 房颤患者如何正确"拿脉"(数脉搏)?

　　房颤患者应学会自己正确地测量脉搏,以掌握房颤的发作情况。
　　(1)测量前:患者在测量前应休息片刻,情绪保持稳定。避免在酒后、饮热饮后、情绪激动时或运动后立即测量。
　　(2)测量时:患者可以坐着或躺着,选择合适的测量位置,如桡动脉、股动脉或颈动脉。通常选择桡动脉,因为桡动脉是位于手腕的拇指侧,最容易测量的位置,如图 2-5 所示。测量时手掌朝上,腕部伸直,一般用食指、中指并排按在动脉上,压力大小以能摸到脉搏跳动为准,不需要用力过猛地按压,以免干扰脉搏的跳动。同时,要保持手指的平稳,不要移动或施加过大的压力。测量时,注意感受脉搏的节律是否规则,搏动力量是否均匀,以及手指按下时是否有弹性等。

(3)测量时间:每次测量持续 1 分钟,记录脉搏的次数。

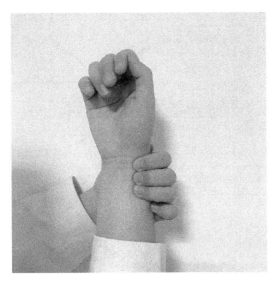

图 2-5 正确测量脉搏

8. 能否通过"拿脉"来找到房颤的蛛丝马迹?

房颤很多情况下是在"拿脉"(数脉搏)时被发现的,也有在测量血压时发现脉搏不整齐,继而进一步检查时被发现的。那我们应该怎样通过"拿脉"来发现房颤的蛛丝马迹呢?

房颤的患者可以按照上述测量脉搏的方法明确自己的脉搏数值,同时通过听诊,数心脏跳动一分钟的次数来确定心率数值。房颤患者的脉搏数值一般会低于心率数值,这就是我们常说的脉搏短绌,当然在心率很慢时脉率也可以和心率一样。房颤患者脉搏为每分钟 70 ～ 100 次,而心率可达每分钟 150 次或以上。脉搏短绌是房颤的一个重要提示,但这种方法并不十分准确,在心脏早搏(包括房性早搏和室性早搏等)特别是频发性的心脏早搏发作时,也可能脉搏的表现和房颤很相似,容易造成混淆,最重要的还是要进行心电图以及心脏彩超的检查来明确诊断,所以在我们通过"拿脉"找到房颤的蛛丝马迹后,需要进一步完善心电图等检查。

【一图解惑】

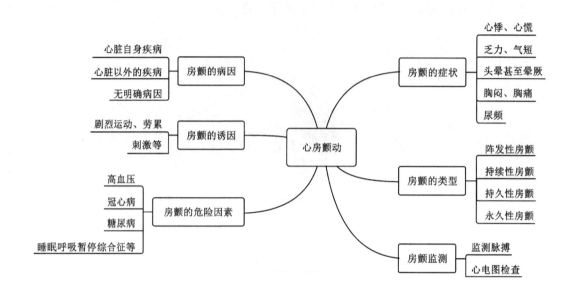

第三章

如何诊断房颤

第一节　趁早排查——普通民众如何早期筛查房颤

【知识速览】

房颤的典型症状为心悸，甚至因心率过快诱发心肌缺血而出现胸痛甚至心衰。但房颤症状的严重程度在个体间差别很大，部分患者可能因为症状较轻而逐渐耐受，也有不少患者没有任何症状或不适。此外，阵发性房颤患者的症状为间断发作，在就诊或心电图检查时也不易发现。没有症状不代表没有危害，患者有可能在不知不觉中发生脑卒中（俗称"中风"），也有的患者发现房颤时已合并心脏扩大、心功能不全等。因此，及时发现、早期治疗对于预防脑卒中、心脏扩大和心功能不全具有重要意义。

【你问我答小课堂】

1. 房颤的筛查策略有哪些？

房颤的筛查策略包括机会性筛查（指医生对不同原因在社区就诊的患者通过"拿脉"或心电图"顺便"进行的房颤检查）和系统性筛查（指通过定期或连续心电监测进行系统详细的房颤检查）。

2. 哪些人群需要进行筛查？

一般人群、置入心脏电子装置的患者、脑卒中患者。

3. 一般人群都是谁？

房颤的发病机制复杂，多种原因都有可能增加房颤的患病风险，因此具有患病风险的人群都需要引起重视，早发现、早诊断、早治疗！

（1）房颤是一种"老年病"，随着年龄增加患病风险也会增加，65 岁以上的人群需格外重视。但随着"疾病年轻化"，年轻人也不能轻视！

（2）本身患有以下疾病者：心血管疾病如高血压、瓣膜性心脏病、冠心病、先天性心脏病、心肌病等；内分泌疾病，如甲状腺功能亢进等；呼吸系统疾病，如睡眠呼吸暂停综合征、慢性阻塞性肺疾病等；自身免疫性疾病、肿瘤等。

（3）过去曾经发生过中风的人中有较高比例存在房颤，同时房颤也是导致中风的重要原因之一。

（4）不健康的生活方式也会导致患病风险增加，如吸烟、酗酒、肥胖、熬夜、运动过少或运动过量（如运动员）等。

（5）有房颤家族史的人群需要引起重视，遗传因素也是导致房颤的原因之一。

4. 心脏植入型电子装置是什么？

心脏植入型电子装置（CIED）是指需要植入人体内的可以捕捉心电信号的装置，包括心脏起搏器、植入型心律转复除颤器（ICD）、心脏再同步治疗起搏器（CRT-P）和心脏再同步治疗除颤器（CRT-D）、植入型心电事件记录仪（ICM）等。这些装置主要用于心动过缓、心动过速和心力衰竭（心衰）的诊断、监测和治疗。

5. 一般人群如何进行房颤筛查？

年龄在 65 岁以上人群可在就医或体检时通过"拿脉"或心电图进行房颤的机会性筛查。年龄在 70 岁以上的人群，可考虑通过定期或连续心电监测进行房颤的系统性筛查。主要方式为在医生指导下通过脉搏测量和 12 导联心电图来进行房颤筛查。

6. 植入了 CIED 的患者如何进行房颤筛查？

心脏植入型电子装置（CIED）具有心房感知功能，通过连续监测可检测出是否发生房颤（医学上称为心房高频事件）。植入 CIED 的患者应定期复查，查看装置检测到的心房高频事件的次数。

7. 脑卒中患者如何进行房颤筛查？

如果患者发生脑卒中而查不出原因时，很有可能是房颤导致的。可以考虑在 1 年内完成每 3 个月 1 次、每次至少 7 天、累计超过 28 天的心电监测来进行房颤筛查或使用植入型心电事件记录仪（ICM）进行筛查。

【一图解惑】

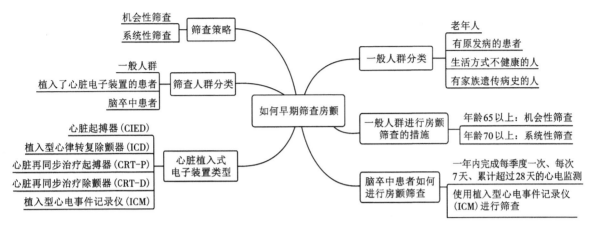

第二节　多方排查——了解房颤筛查工具

【知识速览】

　　结合 2020 年我国第七次人口普查数据估计，我国约有 1200 万房颤患者，且约 1/3 的患者不知晓自己患有房颤，因此我国实际房颤患者人数应该高于上述估算数字。无症状的患者应通过怎么样的筛查手段发现自己是否有房颤呢？本节将介绍不同类型的房颤筛查工具。

【你问我答小课堂】

1. 房颤的筛查方式有哪些？

　　房颤的筛查方式包括心电模式与非心电模式，如表 3-1 所示。

表 3-1　房颤的筛查方式

心电模式	非心电模式
普通心电图	脉搏触诊
动态心电图	光容积脉搏波描记
手持式或可穿戴式心电记录仪	有房颤识别功能的电子血压计
心脏植入型电子装置	

2. 不同模式是如何实现筛查房颤的？

　　非心电模式主要是通过测量脉搏，从而发现脉搏过快、过慢或脉律不齐等线索来检测到可疑房颤，但须另行心电监测方可确诊。

　　心脏活动依赖于电信号的激动和传导，心肌激动的电流可以从心脏经过身体的组织传导到体表,通过在前胸、上下肢放置电极和导线记录这些电流就可以来记录心脏电活动,经过机器辅助来形成"心电图形"方便判断。心电模式就是捕捉心脏电活动来进行房颤筛查。

近年来得到了广泛的关注的智能手机、手表等设备也可用来筛查无症状性房颤。这类设备多以光电容积描记法、心电示波测量法、单导联心电图等方式获得脉搏或心电活动的信号,并通过算法识别异常的心律。

总之,筛查房颤的原理要么是捕捉心电信号,要么是检测脉搏波正常与否,如图 3-1 所示。

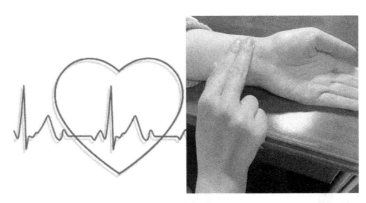

图 3-1　筛查房颤的原理

3. 脉搏触诊出可疑现象能立马确诊为房颤吗?

脉搏触诊是筛查房颤最简单易行的手段。房颤发作时最主要的特点是"脉搏短绌",意思是指在同一段时间内,脉搏的次数少于心跳的次数,并且脉搏时强时弱,时快时慢。这种情况下,如果同时测量心跳和脉搏一分钟,两者次数不一致时,就可能是"脉搏短绌"。但这种现象不是房颤的"专属表现",也有可能是室性早搏的表现,因此,脉搏触诊出可疑表现后还需进行心电图检查才能确诊。

4. 具体有哪些筛查工具可筛查出房颤?

目前用于房颤筛查的方法包括:连续的动态心电图、自我脉搏触诊、医生心音听诊、电子血压计的脉搏监测、持续 1~2 周的心电贴片监测、智能手机 App 监测、光电容积描记法的智能手表监测、心电监测仪遥测监控、使用植入体内的心电监测设备等,如图 3-2 所示。

5. 不同工具的优缺点是什么?

心电图是房颤筛查的首选工具,主要为手持单导联心电图记录仪进行检测,此外还包括智能手表、手环、智能手机等,对房颤检测有较高的敏感性和特异性,适合进行普通人群的家庭主动房颤筛查。但这类筛查工具通常只能提示可能存在房颤,而不能提供相应报警,且价格不低。

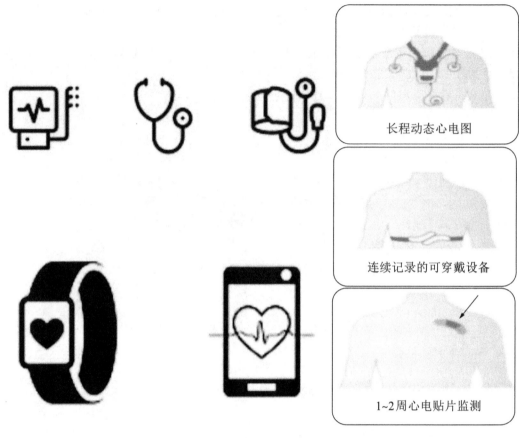

长程动态心电图

连续记录的可穿戴设备

1~2周心电贴片监测

图 3-2   房颤筛查的方法

血压测量、脉搏触诊需要一定的经验，血压测量还需要在拥有血压计的场所才能进行，方便性受到限制，且敏感性不够高，最终还需进行心电图检查才能确诊。

长程动态心电图、1~2周持续的心电贴片监测等可通过延长心电监测的时间来提高房颤的检出率，与上面说到的手持单导联心电图记录仪的区别在于其为多导联式。一般来说导联数越多，筛查结果越准确，但这类工具对使用者的生活可能造成不便，加之费用等因素，目前还未用于大规模的普遍筛查。

植入式心电记录设备由于监测时间更长，能进一步提高阵发性房颤的筛查率，越来越多地用于房颤高风险人群的筛查，具有较高的敏感性和特异性，但其费用高并且需要植入到人体内，严重限制了大规模使用的可能性。

6.不同筛查工具需要多长时间能检测出房颤?

如表3-2所示。

表3-2　房颤筛查工具监测时长

工具类型	记录时间
基于手机或手环的心电图片段记录	<1 分钟
动态心电图	24~48 小时
遥测式心电监护、贴片式心电监测	3~7 天
	1~4 周
心脏植入式电子装置	≤36 个月

注:此表中数据来源于《2017 ISHNE-HRS 动态心电图与心电遥测技术专家共识》(DOI:https://doi.org/10.1016/j.hrthm.2017.03.038)

7.可穿戴设备是"何方神圣"?

常规心电图检查只能保存当下的心电图,未发作时难以及时捕捉到;动态心电图也只能观察24~48 小时内的心电变化,植入式心电检测设备虽可实时监测,但需要植入人体内,并且费用高昂,难以推广运用。随着信息技术与医疗技术的发展,以轻量便捷为特点的"高科技"产品应运而生。此类工具通过贴近皮肤佩戴、检测与分析,将有关身体信号传输到外部设备,并提供生物反馈,基于计算机算法来进行房颤筛查。

目前主要有三类可穿戴设备:基于光电容积脉搏波描记法(PPG)的设备(如手表手环、指带和耳垂传感器等)、基于心电图(ECG)的设备(如贴片、胸带和无线记录器等)和基于脉冲可变性(MCG)的设备(如血压计),如图3-3所示。

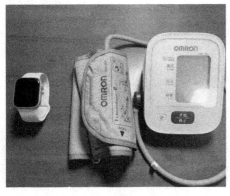

图3-3　可穿戴设备

8. 手环手表真的是"心脏守护神"吗？

目前市面上最"火"的监测心率的设备有智能手表及手环等，如图 3-4 和图 3-5 所示。

近年来有专家使用智能手表通过人工智能模型来预测房颤发作风险。此项研究基于光电容积脉搏波（PPG）技术进行持续监测。2018 年 10 月 26 日至 2021 年 3 月 26 日，共有 200 多万例佩戴智能手环、手表的用户参加了此次房颤筛查研究，共筛查出 6000 多例房颤患者，心律失常模型共检测到 14 万多次房颤事件。截至 2020 年 5 月 31 日，共筛查出 3000 多疑似房颤的人群，2000 多名用户经随访就医，1900 多名用户通过房颤整合管理平台对接协作医院进行诊断，房颤确诊率为 94%。目前市场上也出现了基于心电图（ECG）技术来实现房颤筛查的产品。

智能手表、手环可通过光电容积脉搏波（PPG）技术以及基于单导联心电图（ECG）技术来实现房颤的筛查。基于 PPG 技术的产品，是在佩戴过程中，通过光电容积感应，手表内置的房颤提示软件会不时地检查你的心跳状况，看看是不是存在疑似房颤的心律不齐现象。2019 年有研究团队开展了用基于光电容积脉搏波的手表来识别房颤的临床试验，研究结果表明，其对房颤的识别率为 84%。而基于 ECG 技术的产品，内置房颤提示软件可生成与单导联心电图类似的心电图。有研究者对 600 个受试对象进行了临床试验，以测试移动心电图房颤提示软件是否能准确地将心电图记录识别为房颤和正常心律。试验结果表明，产品具有 99.6% 的正常心律分类特异性以及 98.3% 的房颤分类敏感性。

虽然目前市场上的手表、手环具有较高的筛查特异性及敏感性，但其仍然不属于医疗器械，不管是通过光电容积脉搏波测出的结果还是心电图技术测出的结果，和临床标准的 12 导联心电图还是有所差距，因此，其所提供的健康数据、结果、建议等仅供参考，不能作为诊断和治疗的依据。如果您刚好佩戴有此类产品，提示有疑似房颤时，建议您及时寻求专业的医疗帮助进行确诊。

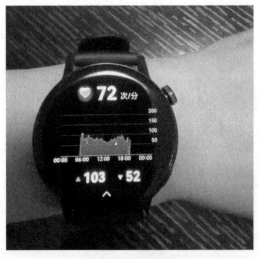

图 3-4　智能手表

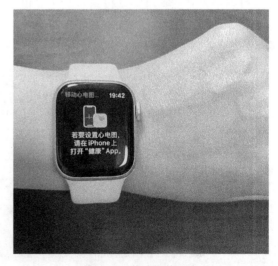

图 3-5　苹果智能手表

9.哪种房颤筛查工具最"靠谱"?

"靠谱"涉及两个概念:"特异性"和"敏感性"。特异性是指实际未患病且检测结果是阴性的概率,反映鉴别未患病者的能力,这个值越大越好。敏感性是指实际患病且检测结果阳性的概率,反映发现患者的能力,这个值也是越大越好。不同房颤筛查方法的特异性和敏感性如表3-3所示。

表3-3 不同房颤筛查方法的特异性和敏感性(%)

项目	特异性	敏感性
脉搏测量	70~81	87~97
电子血压计监测	86~92	93~100
ECG 可穿戴设备	76~95	94~98
智能手机 App	91.4~100	91.5~98.5
MCG 可穿戴设备	99	67
PPG 可穿戴设备	83~94	97~99

注:此表中数据来源于《2020 ESC/EACTS 房颤诊断与管理指南》(DOI:10.1093/eurheartj/ehaa612)。

【一图解惑】

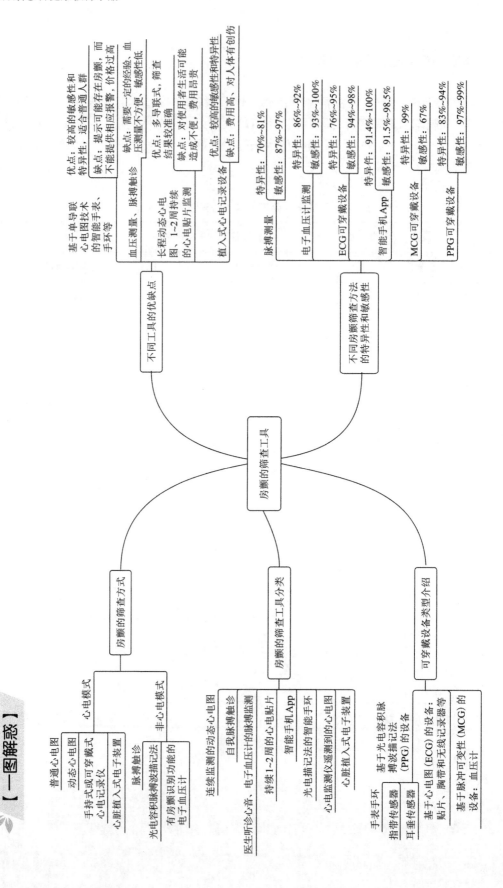

第三节 房颤如是说——要把房颤当回事儿

【知识速览】

据统计，大约有三分之一的房颤患者没有任何症状，所以很多患者都觉得房颤"不是个事儿"，甚至在体检后发现已经患有房颤，但自己没感觉难受，就认为不需要特别关注。目前在中国大约有1200万房颤患者，且75岁以上的老人中，约十分之一的人都有房颤。由于房颤非常容易导致脑卒中，其所导致的死亡风险是正常人的1.5~1.9倍，且容易复发，很多患者会反复住院。因此，建议出现相关症状的或已知晓患有房颤的人们尽早去医院就医，早发现早诊断早治疗，从而重获健康。

【你问我答小课堂】

1. 是不是没有觉得不舒服就没有危害？

患了房颤后，原本应该统一同步收缩的心房肌各自收缩，无法"齐心协力"去泵血。心房内部不团结，工作效率就降低，心脏里的血液也会部分滞留在心房里流动不畅，从而血液容易凝集，产生血栓。而随着房颤导致的心跳次数增多，原本在心脏里的血栓容易随着血液到处流动，最容易流到脑部堵塞脑部血管，导致大脑缺氧缺血从而引起脑卒中，俗称"中风"。中风的危害相信大家是有目共睹的，致死致残率"噌噌"往上涨，不少房颤的患者不是死于心脏病，而是死于多发性脑梗、大面积脑梗等，因此发现患了房颤务必引起重视。

2. 只有老年人才会患房颤吗？

房颤其实可以算是一种"老年病"，研究发现，65~69岁是房颤发病率最高的年龄段，85~89岁是房颤死亡率最高的年龄段。虽说老年人患房颤的风险更高，但目前临床中，中青年房颤患者也不少。很多中青年人生活作息不规律，熬夜、心情郁结、吸烟饮酒，长期久坐不运动等，不断加重心脏负担，同样也很容易"中招"。因此青年人还是要注意健康，不要仗着年轻透支身体。

3. 出现哪些情况需要去看医生呢?

当出现心悸、气短、头晕、黑蒙等症状,摸脉搏"时快时慢""没有规律"或"有时摸得到,有时摸不到"等异常情况时,那可要警惕了,很可能是发生了房颤。这个时候,应立即停止活动,卧床休息,一定要及时去做房颤筛查,发生昏厥、胸痛或呼吸急促者应立即拨打急救电话,然后积极地做相应的治疗,避免意外的发生。

4. 到底什么是心悸?

一般情况下,人们不会感受到自己的心跳,然而,在某些原因导致心跳较平时更有力或更快时,许多人会感觉到自己的心在"跳动",觉得心里发慌,心脏要跳出来,胸口发紧,或者是一种说不清的不舒服感。有人可以感觉到心跳快、心跳慢或心脏搏动有力,也可感觉心脏有"踏空感",尤其在夜间安静状态下,并可伴有心前区不适感、头晕、胸闷等症状。这就是心悸。

5. 心跳异常一定是房颤吗?

一般来说,在休息时正常人的心跳次数为60~100次/分钟,但在某些情况下有人会发现自己的心跳或脉搏次数多于100次/分钟或少于60次/分钟,是不是就一定是得病了呢? 例如有些"看起来"不是高强度的运动,也会使心跳次数增加;也有些人睡觉时心跳可能只有50多次/分钟;老年人本身比年轻人心跳要偏缓;职业运动员由于长期高强度训练使得心肌粗壮有力,每次心脏跳动可以泵出比正常人更多的血液,所以心跳较常人慢,每分钟40~50次心跳即可满足生理需求。这些情况都是正常的生理状态,无须过于紧张。可结合其他症状进行判断,实在放心不下,也可寻求医疗帮助。

6. 看病时怎么配合呢?

如果发现自己有相关问题,可去心血管内科就诊。在看病前,尽量仔细地回忆生病的过程、可能的发病诱因。应开门见山地叙述就诊原因或主要不适,包括不适发生的部位、性质、时间、程度、持续时间和是否能自行缓解等。此外准备好以往就诊的病历、检查结果,所用过药的药名,尽量准确无误地回答医生的问题,不要隐瞒或谎报。医生开了检查单去进行检查时,一定要问清取检查报告的时间和地点。

【一图解惑】

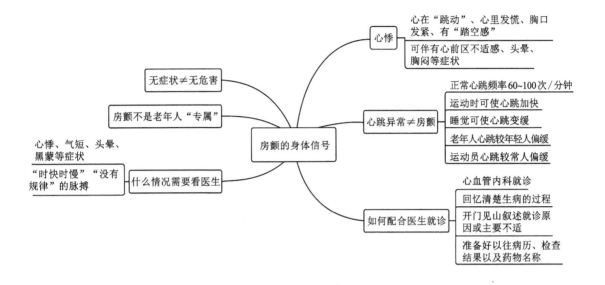

第四节 医患同心揪出房颤——房颤的确诊依据和方法

【知识速览】

房颤发作时往往心跳次数可达 100~160 次/分，"快而不规则"是本病的特性，患者不仅比正常人心跳快得多，而且节奏绝对不规律。但不能仅仅通过这些就判断是房颤，还需要经过一些科学检查才可以确诊，比如医务人员会对您进行检查，并询问有关您的病史和症状等问题。本节将为您介绍房颤确诊需要进行哪些评估和检查。

【你问我答小课堂】

1. 什么情况下可确诊为房颤?

经标准 12 导联心电图记录到房颤心电图或经单导联心电记录装置记录到房颤心电图持续>30 秒以上可诊断为房颤，如图 3-6 所示。

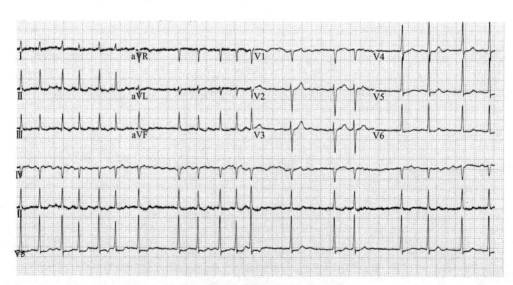

图 3-6 房颤心电图

2. 确诊房颤需要做哪些评估？

某些症状以及其他疾病有可能是由于患了房颤产生的，医生需要结合这些情况以及检查结果进行综合判断，从而诊断是否为房颤，因此患者需要配合医生回答以下问题，不隐瞒不误答，让医生完全掌握您的病情：

（1）症状

房颤最常见的症状为心悸、活动耐力下降和胸部不适等，当然也有可能没有症状。如果您有不舒服的情况，可把起病情况与时间、不舒服的特点、病情的发展与演变、诊治经过等最真实的感受告诉医生。

（2）既往史

从前的健康状况和过去曾经患过的疾病（包括各种传染病、高血压、糖尿病、其他心脏病如冠心病、甲状腺功能亢进等）、手术、预防接种、过敏、长期吃的药物等。

（3）家族史

家族中是否有人得过相似的疾病。

（4）个人史

包括受教育程度、职业及工作条件、生活习惯与嗜好、饮食的规律与质量、烟酒嗜好，以及是否有其他异嗜物如麻醉药品、毒品等。

3. 有"同款"症状一定是房颤吗？

与房颤一样，患有其他类型的心律失常如早搏、心房扑动、阵发性室上性心动过速等疾病的患者也可能出现心悸、心跳异常、气短、胸部不适等症状，甚至这些疾病都可通过消融术来治疗，但这些疾病的区别在于心电图存在差异以及症状上有细微的不同。如果您有上述症状，请不要自行"对号入座"，还是去医院进行诊断和治疗更"靠谱"。

4. 要确诊房颤需要做哪些检查？

（1）体格检查。

是指医生需要对您进行生命体征测量以及一般检查，包括血压测量、脉搏测量、心脏的听诊叩诊等基本检查。

（2）实验室检查。

房颤患者应行血常规、血电解质、肝肾功能、凝血功能、甲状腺功能、脑钠肽等项目的抽血检查。

（3）心电图。

前面已经提到房颤的典型心电图表现为：①P波消失，代之以不规则的、频率350～600次/分钟的颤动波（f波）；②R-R间期绝对不等。

（4）动态心电图。

有助于无症状房颤的诊断、评估房颤负荷和了解房颤时心室率等情况。

（5）胸部 X 线检查。

用于评估心脏形态、大小和肺部疾病等，有助于发现可能与房颤相关的器质性心肺疾病。

（6）经胸超声心动图（TTE）。

可提供是否存在结构性心脏病、心房大小以及心室和瓣膜的结构、功能等信息。

（7）经食道超声心动图（TEE）。

检测左心房血栓的金标准，此项检查为确定能否进行射频消融术的必查项目。

（8）计算机断层扫描（CT）或头颅磁共振成像（MRI）。

可观察整体的心脏结构，明确心房和心耳的大小、形态、与肺静脉的解剖关系等，对指导房颤的消融治疗有重要意义。同时也可检查出是否存在血栓。

（9）心脏磁共振成像（CMRI）。

可详细评估左心房的形态和功能，也可用于诊断左心房血栓。

（10）电生理检查。

如果是由房室结折返性心动过速、旁路相关的房室折返或房性早搏导致的房颤，此检查可明确诱发原因。

 【一图解惑】

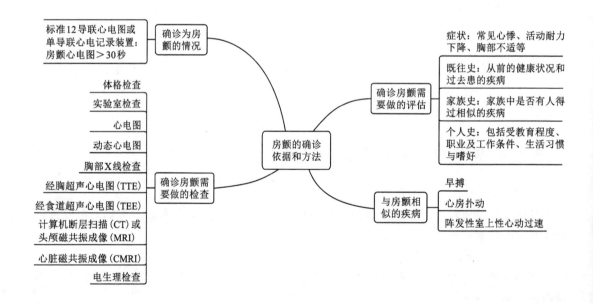

第四章

房颤之伤——
详谈房颤的危害

第一节 狡猾的伪君子——房颤伤身，罄竹难书

 【知识速览】

心房颤动狡猾得像一位戴着面具的伪君子，藏得很深，让人难以分辨其真面目——刚开始可能没有任何不适，但它却在暗地里偷偷地改变你的心脏跳动，从而影响血液循环和氧气供应，成为隐身的杀手，悄无声息地侵蚀着我们的心脏，如果治疗不及时，它可能会对身体造成严重的损害，包括引起中风、心肌梗死、心力衰竭等，让患者生活质量大打折扣，也给家庭和社会带来了沉重的负担。

今天，我们就来扒一扒心房颤动这个"狡猾的伪君子"的危害。

1. "不定时炸弹"——脑卒中和血栓栓塞

房颤最严重的并发症是脑卒中和血栓栓塞。我们一起来想象一下，房颤就像一个"血液搅拌器"，使血液附着在心房内壁，形成血栓。这些附壁血栓就像一颗颗定时炸弹，随时可能脱落，顺着血管四处游走，如果它哪天偷个懒，在某个地方休息一下，从而堵塞了这个地方的血管，那可就坏事儿了——如果它堵住的是脑血管，患者会出现口角歪斜、肢体活动障碍等脑卒中症状，如图 4-1 所示；如果它堵住的是心血管，患者会出现剧烈胸痛等心肌梗死症状。反正它堵到哪，哪块血管负责的区域就会因各种故障报警喽！

2. 伤及"血泵"——心力衰竭、心肌梗死

房颤还会引发心力衰竭。房颤导致心衰的发病机制主要是心室率紊乱引起心脏泵血功能下降，心脏负荷加重，进而引发心衰。简单来说心脏就像一个勤劳工作的水泵，不断地将血液"吸"回来再泵出去，以满足我们身体的需要。而房颤会加速水泵的老化，使之工作效率大大降低，久而久之，就会引发心力衰竭，出现"罢工"。心力衰竭就是这样，心脏长期超负荷工作，最后累垮了，无法将血液运输到各个"合作伙伴"处了。

房颤有时会导致血栓偷偷跑到冠状动脉里，堵塞血管，心肌得不到足够的血液供应，容易引发心肌梗死，如图 4-2 所示。

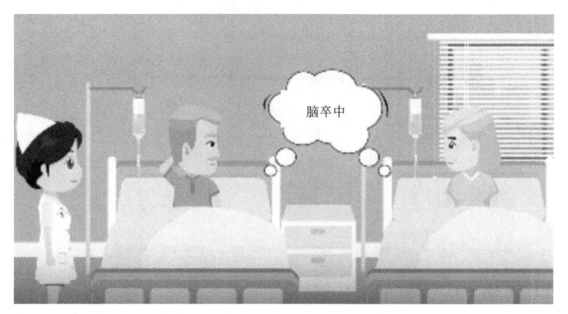

图 4-1 脑卒中

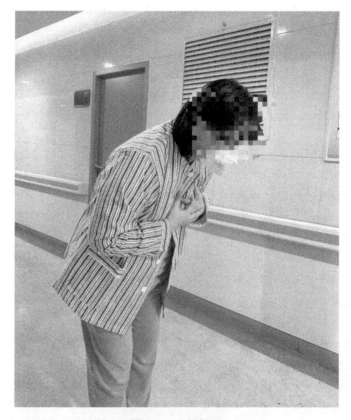

图 4-2 心肌梗死

3."殃及池鱼"——认知功能下降、肾功能损伤

此外，房颤还可能导致认知功能下降。房颤导致脑供血不足，患者的大脑经常处于缺血状态，像是生了锈的齿轮，难以转动，认知功能就会下降，出现记忆力下降、注意力不集中、思考速度变慢、判断力减弱等症状，可能会导致患者在处理日常事务时感到困难，如图4-3所示。房颤也容易导致肾脏血液供应不足，引发肾功能损伤。

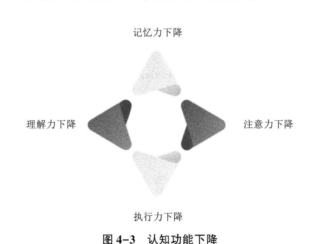

图4-3 认知功能下降

4."忧心忡忡"——生活质量下降

房颤发作时患者的心跳变得快速而不规则，患者会出现心悸、头晕、乏力等不适症状，使患者时刻处于紧张状态。而且，病情发作时严重影响睡眠质量，让患者感到疲惫不堪。房颤最让人担忧的是并发症，尤其是中风。房颤患者深受其症状和并发症的困扰，身心俱疲，加上长期的治疗给家庭和个人带来巨大的经济负担，严重影响了患者的生活质量。

5. 房颤的确很难缠

首先，房颤发病隐匿，很多时候，患者可能只是感觉心脏在胡乱地打"架子鼓"，但很快又恢复正常，因此往往被忽视。然而，这种看似无关紧要的"乱跳"背后，却可能隐藏着严重的健康风险。

其次，房颤与心衰、心肌病等互为因果，属于"先有蛋还有先有鸡"的关系，难以鉴定。长期房颤可能会导致心脏扩大、心功能下降，甚至发展为心力衰竭，这种并发症的致残、病死率和复发率高，而且住院率非常高。

更糟糕的是，房颤的治疗难度也相当大。无论是药物治疗还是手术治疗，成功率与复发率都不容乐观。使用的抗凝药物亦是把双刃剑。房颤的治疗涉及多个方面，因此很难找到一个一劳永逸的解决方案。而且，由于房颤的发病机制复杂，虽然目前各种手术和药物治疗方

法在一定程度上可以使患者恢复窦性心律，但仍有可能复发。而且，随着年龄的增长，房颤的发病率和患病率也在不断升高，使治疗变得更加棘手。

综上所述，房颤这个"狡猾的伪君子"之所以难缠，就是因为它喜欢在暗处悄悄作案，具有发病隐匿、并发症严重、治疗难度较大等特点。因此，我们必须提高警惕，早发现、及时治疗，积极配合医生的治疗建议和管理措施，才能有效地控制房颤的发展并减少并发症。

【一图解惑】

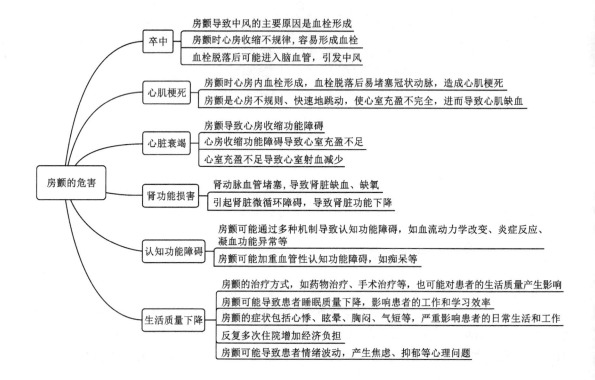

第二节　房颤埋下的头号不定时炸弹——脑卒中

【知识速览】

　　脑卒中，也称中风。心房颤动可增加缺血性脑卒中的发生率，也是脑卒中的独立危险因素。我们在上一节提到房颤就像一个"血液搅拌器"，使血液附着在心房内壁，形成血栓。这些附壁血栓就像一颗颗定时炸弹，随时可能脱落，顺着血管四处游走，如果它哪天偷个懒，在某个地方休息一下，从而堵塞这个地方的血管，那可就坏事儿了，如果它堵住的是脑血管，会引发患者口角歪斜、肢体活动障碍等脑卒中症状，如图4-4所示。因此房颤与中风之间存在密切的联系。

　　有研究表明房颤患者的中风发生率比普通人高5倍。这就是为什么我们常说，房颤患者要格外警惕中风的原因。

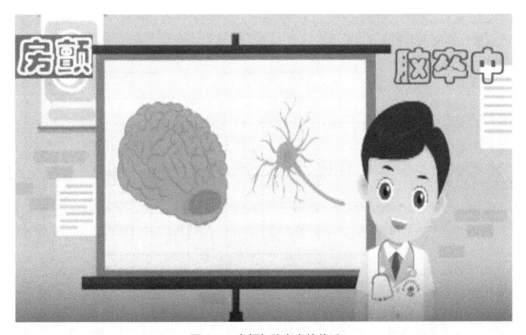

图4-4　房颤与脑卒中的关系

【你问我答小课堂】

1. 什么是中风?

中风这个词我们非常熟悉。在日常生活中,当我们听说或者亲眼看到有人突然出现流口水,口角向一侧歪斜,言语吐词不清,一侧肢体突然无力上抬等情况,我们的第一反应会是:"呀! 赶紧,他中风了!"

那到底什么是中风呢? 中风这一词最早见于《黄帝内经》。在东汉时期,张仲景在《金匮要略》中首次提出"中风"这一病名,指出"夫风之为病,当半身不遂,或但臂不遂者,此为痹,脉微而数,中风使然",描述了中风的主要症状,做到了"形神合一"。自汉代以后,许多医学名家对中风病的鉴别诊断、病因等进行了进一步的探讨和论述,但张仲景所提出的"中风"这一病名一直在沿用。

在现代医学中"中风"被命名为脑卒中或者脑血管意外,其定义是脑部血管突然破裂或血管阻塞导致脑组织损伤的急性脑血管疾病。它以半身不遂、口舌歪斜、言语不利甚至不省人事为主要表现。

2. 房颤是如何导致中风的呢?

正常情况下心脏的运动是由"总司令"窦房结发出指令,使心房的收缩和舒张运动保持规律,从而推动血液由心房到心室,最终使血液在全身循环。然而,在房颤发生时,"总司令"窦房结失控,无法指挥心房的收缩与舒张,其"小弟们"即其他异位节律点"揭竿而起",各自为"政",从而使我们的心房在这些乱"政"下"瑟瑟发抖",导致心房无法有效地收缩,心房内的血液无法被有效泵出到心室,血流流速变慢、瘀滞在心房,这就像是一条原本流淌顺畅的小河突然流速减缓,河中的泥沙开始沉积。这为血栓的形成提供了前提。

我们的心房里有一个像小耳朵的地方,叫作"左心耳",左心耳里面有很多"沟壑",这给血栓的形成提供了基础。在血流变慢的前提下,血液中的某些成分如血小板和纤维蛋白沉积在"沟壑"中,形成血栓。

当某种机遇下形成的血栓脱落,顺着血流通过左心耳到左心房,再到左心室,最后通过血管大通路——主动脉流出,有90%的概率进到大脑,最终可能堵塞在脑血管中,导致中风的发生。

3. 如何识别中风?

中风是一种严重的神经系统疾病,可能导致手脚不灵活、言语不清、瘫痪甚至影响认知功能等严重后果。它具有高发病率、高复发率、高致残率、高病死率的"四高"特点,也是我国居民健康的"第一杀手",如何快速识别中风至关重要。

目前常用且简单易操作的识别方法有以下 2 种：

（1）中风 1-2-0 三步识别法：

"1"：看一张脸是否对称；

"2"：查两只手臂是否有单侧无力；

"0"：聆听讲话是否清晰。

如三点都异常，应立刻拨打急救电话 120 求助。中风 1-2-0 三步识别法如图 4-5 所示。

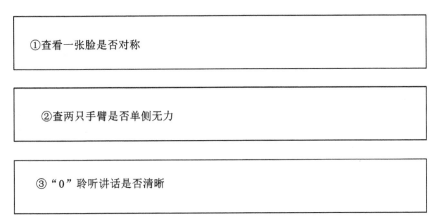

图 4-5　中风 1-2-0 三步识别法

（2）FAST 快速识别法：

"F"（face，脸部）：让患者微笑一下，如果微笑时面部不对称，提示患者面瘫；

"A"（arm，手臂）：让患者双手平举，如果 10 s 内一侧肢体下落，提示肢体瘫痪；

"S"（speech，语言）：让患者说一句较长的话，如果不理解、说话有困难或者找不到词，提示语言障碍；

"T"（time，时间）：记录发病时间，立即送医。

如出现上述症状为疑似脑卒中，请立即拨打 120。FAST 快速识别法如图 4-6 所示。

面对中风必须和时间赛跑，每拖延一分钟，就会有大量的脑细胞死亡，所以尽早识别中风很关键。

4. 怎么预防治疗房颤引起中风？

前面我们讲过，房颤引起的中风具有高病死率（第 1 年病死率高达 50%）、高致残率（严重致残率高达 73%）、高复发率（发病后 1 年内复发率高达 17%）等特点，故早发现、早干预、早治疗房颤是关键。发现房颤必须积极治疗，如正确使用抗凝药物预防血栓，行左心耳封堵术、导管消融治疗等，患者可根据自身情况选择合适的治疗方案。

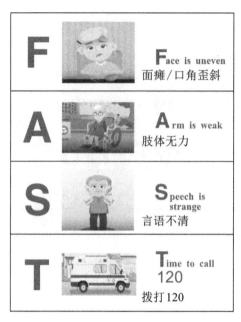

图 4-6　FAST 快速识别法

【一图解惑】

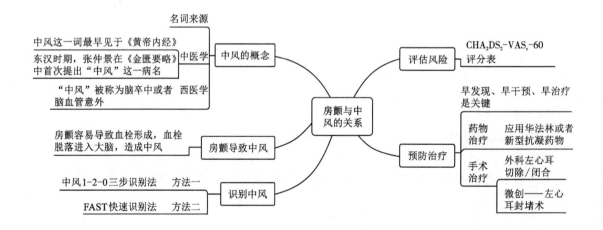

第三节　房颤埋下的第二颗雷——心力衰竭

【知识速览】

心房颤动与心力衰竭(心衰)往往并存，房颤会诱发心衰，两者互为因果。在房颤发生时，心房的肌肉纤维以快速且不协调的方式进行颤动，心房失去了有效的收缩能力，由于心脏的泵血功能不"给力"，从而无法将血液充分推入心室，导致心室的血液充盈减少，进而影响了心室的泵血功能。同时，由于心房颤动不规律，心室的收缩也变得不规则，进一步降低了心脏的泵血效率。当心脏以极快的速度跳动时，如跳动到200次/分，心脏的肌肉无法得到足够的休息，心脏的回心血量减少，这种不规律的跳动就会快速"累垮"心脏，更使得泵出的血液无法满足身体的需要，容易引发心力衰竭。

房颤患者发生心力衰竭的风险之所以是非房颤患者的3倍，主要是房颤对心脏功能的多重损害造成的。此外，房颤还可能引发心动过速从而诱发心肌病，并造成神经激素的激活。这些改变合并年龄增长、遗传易感性、系统性炎症等危险因素，使得心衰进程加速。

【你问我答小课堂】

1. 勤劳的心脏为什么也会被房颤累垮？

心力衰竭简称心衰，是指当心脏受到多重因素影响，造成心脏结构或者功能异常，使心脏"回血"或向全身"泵血"功能出现障碍，引发的一种复杂的临床综合征。

医学上的定义包含三个方面：

(1)心脏结构和(或)功能异常导致心室充盈(舒张功能)和(或)射血能力(收缩功能)受损；

(2)产生心衰相关的临床症状和(或)体征；

(3)通常伴有利钠肽水平升高，和(或)影像学检查提示心源性的肺部或全身性淤血，或血流动力学检查提示心室充盈压升高的客观证据。

心脏是人体最忙碌、最勤劳的器官之一。正常情况下，每天能够完成大约10万次的心肌收缩和舒张动作，就是我们所说的心脏跳动频率。它确保血液正常流动，也为身体的各个组织器官提供了必要的氧气和营养。然而，房颤的患者由于心脏的肌肉工作不同步，内部工作无序混乱，导致心肌做了很多无用功，无法产生足够的压力来泵血，血液积聚在心腔，心脏得不到正常的休息，久而久之就会出现心力衰竭。

2. 心衰有哪些症状呢?

心脏就像人体的一个血液供应水泵，24 小时不停歇地把血液泵到各个组织器官，源源不断地为身体的各个部分提供氧气和营养。然而，当心脏这个水泵无法正常工作时，就会出现心衰的情况。

心衰最常见的临床表现是：体循环淤血、肺循环淤血或低灌注引起的症状、体征。根据患者的临床表现，心力衰竭分为左心衰竭、右心衰竭及全心衰竭。

（1）左心衰竭

由于左心的上游是肺部静脉，左心衰竭发生后最先出现的症状就是肺部淤血，主要的表现就是呼吸困难：①劳力性呼吸困难：一般症状较轻时在较重的体力劳动时发生呼吸困难，但是通过休息后很快就能好转，严重时，在休息时也感到呼吸困难；②夜间阵发性呼吸困难：夜间比白天要更容易发生或更明显，患者常在熟睡中被憋醒，有窒息感，被迫坐起。病情进展到肺水肿阶段时，会出现咳嗽，咳粉红色泡沫痰等情况，同时伴有明显的乏力、运动能力下降、疲劳、少尿等症状。左心衰的症状如图 4-7 所示。

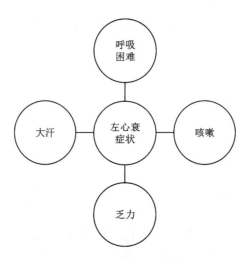

图 4-7　左心衰的症状

（2）右心衰竭。

右心房主要接受除肺部以外的身体各部的静脉血回流，右心衰竭后就会导致身体各部位出现"洪涝灾害"，最主要的表现是水肿，最常见和最先出现的是处于低位的下肢水肿，通常晚上出现，严重者白天也可以看到——下肢皮肤一按就是一个窝，半天弹不起来，这也是右心衰竭非常典型的表现。另外也常常出现食欲减退、消化不良等消化道症状，颈静脉怒张也是右心衰竭的一个较明显征象。

（3）全心衰竭。

全心衰竭者上述心衰的症状都可见。

3. 房颤与心衰的相互作用是怎样的?

房颤对于心衰的发生和进展产生了巨大影响,其机制包括:心室率加快、心室节律不齐、心房有效收缩消失。

房颤的时候,患者的心脏会出现不规律的跳动,而且跳动的快慢完全不受"司令部"——窦房结的控制,快速心室率有可能损害收缩期和舒张期左心室功能,诱发和恶化心衰。另外心房的异常跳动不规则传导到心室后,会导致心室的收缩不规则。房颤促使心衰进一步恶化,心衰也反过来促使房颤进一步发展。最后房颤可使患者的心房收缩力和左心室充盈能力降低,会导致心输出量减少约20%,导致心室收缩功能受损,使左心室射血分数下降,加重心衰。而心衰反过来又容易诱发和加重房颤,它们就这样互为因果,纠缠不清。

4. 通过走路也能判断心衰吗?

我们可以通过6分钟步行试验对心衰进行分级,这是判断心衰程度的简易方法。

在30米长的平直走廊里行走,每3米作1标记,往返行走,两侧折返点可用物体标记,测定6分钟的步行的最长距离。

不能逞强"霸蛮"走,一定是在能够承受的范围内最快速行走所到达的距离。

如果6分钟步行距离小于150米就为重度心衰,150~450米为中度心衰,大于450米为轻度心衰。如图4-8所示。

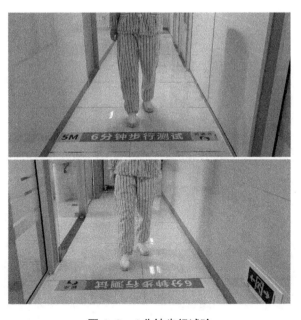

图4-8　6分钟步行试验

【一图解惑】

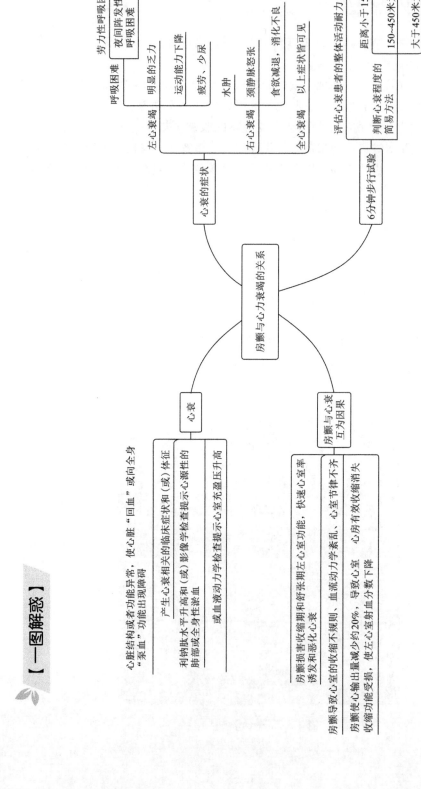

心脏结构或者功能异常，使心脏"泵血"或向全身"泵血"功能出现障碍

产生心衰相关的临床症状和（或）体征

利钠肽水平升高和（或）影像学检查提示心源性的肺部或全身性淤血

或血流动力学检查提示心室充盈压升高

房颤损害收缩期和舒张期左心室功能，快速心室率、心室节律不规则，血流动力学紊乱，导致心室诱发和恶化心衰

房颤导致心室的收缩不规则、血流动力学紊乱、心室节律不齐，心房有效收缩消失

房颤使心输出量减少约20%，导致心室射血分数下降，收缩功能受损，使左心室有效收缩消失

房颤与心力衰竭的关系

心衰

房颤与心衰互为因果

心衰的症状

6分钟步行试验

左心衰竭
- 呼吸困难
  - 劳力性呼吸困难
  - 夜间阵发性呼吸困难
- 明显的乏力
- 运动能力下降
- 疲劳、少尿

右心衰竭
- 水肿
- 颈静脉怒张
- 食欲减退、消化不良

全心衰竭 以上症状皆可见

评估心衰患者的整体活动耐力

判断心衰程度的简易方法
- 距离小于150米为重度心衰
- 150~450米为中度心衰
- 大于450米为轻度心衰

52

第四节 房颤埋下的第三颗雷——心肌梗死

 【知识速览】

心房颤动是心脏的"电路"问题，而心肌梗死则是心脏的"水管"发生了问题。看上去"电路"与"水路"互不相干，其实它们却存在一定的联系。

在卒中一节说道，房颤就像一个"血液搅拌器"，使血液附着在心房内壁，形成血栓。这些附壁血栓就像一颗颗定时炸弹，随时可能脱落，顺着血管四处游走，如果随着血流进入冠状动脉，则可堵塞血管，引发心肌梗死。如图 4-9 所示。另外，房颤因为快速心室率会增加心肌细胞需氧量，导致心肌细胞供血供氧不足，即心肌缺血，从而进一步发展为心肌梗死。

有研究表明房颤患者心肌梗死的风险是无房颤患者的 2 倍。所以房颤不但会导致脑梗，也会造成心梗！

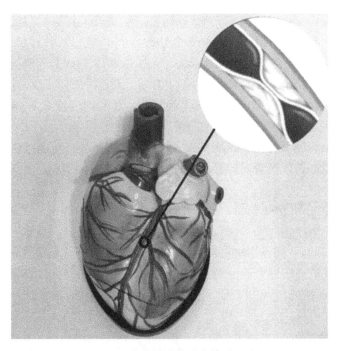

图 4-9 左冠状动脉分支管腔阻塞

【你问我答小课堂】

1. 什么是心肌梗死?

在传统印象中，我们觉得心肌梗死是老年病，其实临床中发现心肌梗死的发病正在逐渐年轻化。由于生活方式的改变，现在的年轻人普遍熬夜、吸烟、精神压力大，导致心肌梗死不再是“老年人专属疾病”。

我们一起来了解一下什么是心肌梗死。

心肌梗死简称为心梗，是指给心脏供血的冠状动脉血流急剧减少或中断，就像水管的“水垢”慢慢沉积到“水管”，最终堵塞“水管”，造成“水流”不通，心肌得不到足够的血液供应，造成心肌缺血缺氧坏死。心肌梗死具有发病快、病死率高的特点。对急性心肌梗死患者而言时间就是生命，救治是刻不容缓的，需要“跟时间赛跑”，每拖延 1 分钟就意味着大量心肌在死亡，而坏死的心肌细胞是没有办法再生的。

2. 如何通过症状判断心肌梗死?

在很多影视剧中，我们常看到以下场景：剧中角色受刺激后脸色一变，表现痛苦地捂胸然后倒地……然后确诊为心肌梗死。

心肌梗死的典型症状是剧烈而持久的胸痛、胸闷、大汗，甚至有濒死感，持续时间超过 15 分钟，无法自行缓解，服用硝酸甘油或者速效救心丸也无法缓解。疼痛部位在胸部正中，或胸部中间偏左部位，这种疼痛不是集中于一个点，通常疼痛范围大于一个巴掌，胸口像压了一块大石，或像用绷带缠得紧紧的感觉。

但有很大部分心肌梗死患者是没有明显胸痛的，其发作的症状不典型，因此往往被忽视，错过了最佳治疗机会。心梗的不典型的疼痛部位包括：肩膀、嗓子、牙、胃等。另外，还需注意后背或下颌出现的没有明显诱因的突发疼痛，简单地说，对于无诱因导致的下颌到肚脐持续性加重的疼痛都要提高警惕。心肌梗死疼痛部位如图 4-10 所示。

3. 房颤如何导致心肌梗死?

房颤不但会让你的心“抖动”，也可能让你“心塞”，房颤患者心肌梗死的风险是无房颤患者的 2 倍。房颤患者的心房内血栓一旦脱落堵塞冠状动脉，就会引起心肌梗死。另外房颤发作时，我们的心室率会增快，增加心肌耗氧量，从而加重心肌的缺血缺氧，严重的会导致心肌梗死的发生。

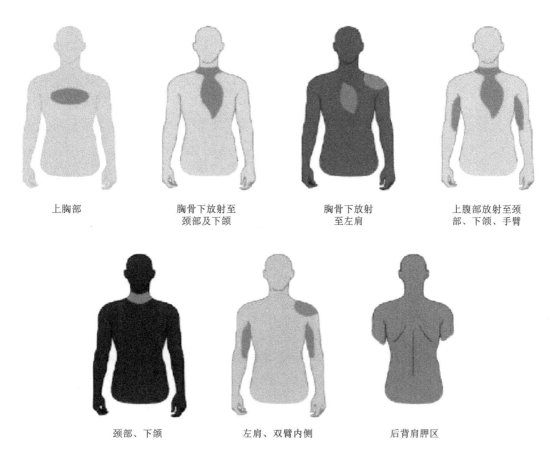

上胸部　　　　　　胸骨下放射至　　　　　胸骨下放射　　　　　上腹部放射至颈
　　　　　　　　　颈部及下颌　　　　　　至左肩　　　　　　　部、下颌、手臂

颈部、下颌　　　　　　左肩、双臂内侧　　　　　后背肩胛区

图4-10　心肌梗死疼痛部位

4.发生心肌梗死我们如何自救?

对急性心肌梗死发作的人来说时间非常宝贵! 时间就是心肌! 时间就是生命!

从2014年开始，每年的11月20日为我国的"心梗救治日"，如图4-11所示。其实"1120"这是富有深意的，寓意有两个：一是发生急性心肌梗死后要立马拨打120；二是代表"心梗救治，争取黄金120分钟"，从发病到开通梗死的冠状动脉如能在120分钟内完成可大大降低病死率和致残率。

一旦发生心肌梗死，自救很重要：

(1)第一时间呼叫120，告诉接线员你的准确位置，说明自己可能是急性心肌梗死发作；

(2)立即停止一切活动，就地平卧休息，避免频繁走动增加心肌耗氧；

(3)主动控制紧张情绪，保持冷静，避免激动；

(4)不要随意服用药物，可以服用急救药物如舌下含服硝酸甘油1片(或硝酸甘油气雾剂1喷)或速效救心丸10粒；

(5)等待救援，不要自行驾车前往医院，急救人员到达后积极配合治疗。

图 4-11　心梗救治日

【一图解惑】

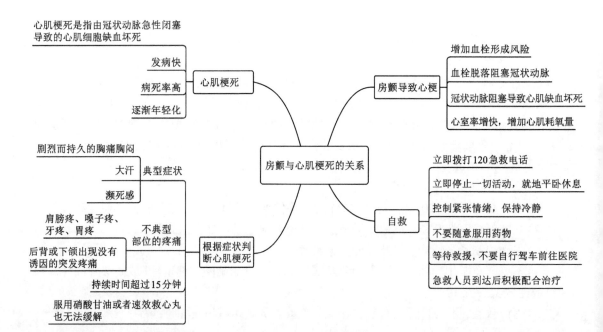

第五节 房颤与它也有瓜葛——认知功能障碍

【知识速览】

房颤还会让认知功能减退，大脑变迟钝，严重的会出现痴呆。

早在1997年就有研究发现房颤会增加认知功能障碍和痴呆的发生风险，房颤患者的相关患病风险比正常人高2倍。房颤对认知的影响主要表现为学习能力、记忆力、执行力和注意力都出现下降。

房颤与认知障碍相关的作用机制较为复杂，涉及多个方面。首先，房颤导致心脏泵血功能下降，从而会影响脑部血液供应。其次，因为房颤可诱发微栓塞，这些小血栓随着血流会进入到大脑，导致大脑小血管病变，造成局部脑组织缺血或梗死。最后，房颤可能引起炎性反应，从而损害认知功能。

因此，房颤患者须保持健康的生活方式，保持大脑的活跃，"房微杜渐"，保持大脑"清醒"。

【你问我答小课堂】

1. 什么是认知功能障碍？

我们往往认为随着年龄的增长反应变慢、记不起近期的事、说完就忘、说话词不达意，判断力退步等现象是正常的，然而这些表现有可能是认知功能障碍的征兆。

随着全球人口老龄化的加剧，认知功能障碍的患者也随之增多。"认知功能"分为记忆力、计算力、理解判断力、定向力、执行功能等，而"认知功能障碍"是指各种原因引起的记忆力、计算能力、时空间定向能力、结构能力、执行能力、语言能力等方面受损，危害到日常和社交能力。严重的认知功能障碍会发展成"痴呆"，切勿将它看作是一个自然的衰老过程。

2. 认知功能障碍的主要表现有哪些?

（1）记忆力障碍

一般是认知功能障碍的首发症状。早期表现为记不起近期的事，经常忘记刚做过的事，丢三落四。

（2）定向力障碍

对时间、地点、人物分不清。比如回家时因判断错方向而迷路，分不清自己在哪里，分不清现在的月份、季节等。

（3）语言障碍

对语言的理解和表达出现问题。比如不能准确地表达简单的词汇，听不懂别人及自己的讲话，想要杯子说成"给我拿个牙刷来"。

（4）判断力障碍

无法理解事物并作出正确的判断。比如没有办法根据季节的变化或者天气变化选择合适的衣服，夏天拿冬天的衣服穿。

（5）抽象思维能力障碍

理解、推理、判断、概括和计算能力出现偏差。比如分不清钱多钱少，买东西无法正确支付数额，不会简单的加减法。

（6）乱放东西

常会将物品放错地方，如把熨斗收进冰箱、废品当作宝贝收藏。

（7）行为及情绪异常

与平时截然相反，情绪变化快。如看着电视莫名地就开始生气，发脾气。

（8）性格明显变化

突然变得多疑、糊涂、害怕以及过度依赖等，对日常生活中的事情不感兴趣。

认知功能障碍的主要表现如图4-12所示。

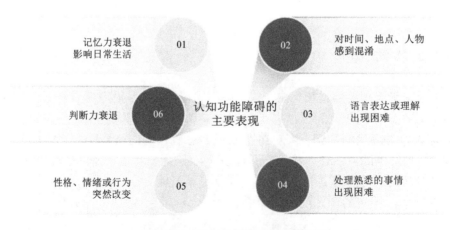

图 4-12　认知功能障碍的主要表现

3. 房颤为什么会导致认知功能障碍?

房颤导致认知功能障碍的原因有多种,严重者甚至可致痴呆!它的作用机制包括:

首先,房颤是一种心律失常,它造成心脏没有规律地快速"抖动",心房无效收缩,使左心室充盈减少、房室协调性下降,导致心脏泵血功能减弱,影响包括大脑在内的各个器官的血液供应。我们的大脑能够敏锐地察觉到血液和氧气的供应变化,从而会影响认知功能,如记忆力、注意力和思维能力等。

其次,因为心脏结构的原因,房颤发作时容易引发微栓塞,这些小血栓随着血液的流动进入大脑血管,在微小的脑血管中形成堵塞,导致中风或者脑血管病变,逐渐导致认知功能障碍。中风是房颤患者出现认知障碍的一个非常重要的原因,而房颤可以使中风患者认知障碍或痴呆的风险增加2倍以上。

最后,有相关研究在房颤患者的外周血中发现了炎性细胞因子,包括高敏C反应蛋白、纤维蛋白原、肿瘤坏死因子等,这些炎性细胞因子的水平升高,导致局部脑组织缺氧,从而损害患者的认知功能,导致认知障碍进行性恶化,出现痴呆。

【一图解惑】

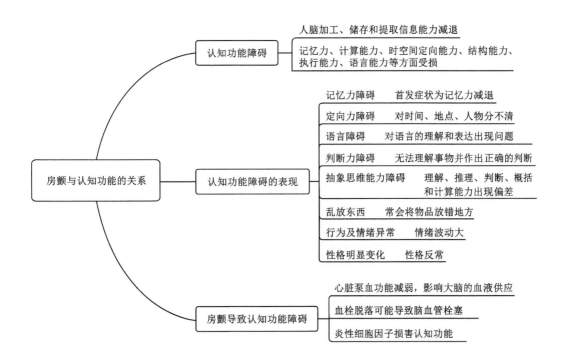

第六节　房颤伤身，连它也不放过——肾功能障碍与房颤

【知识速览】

房颤和肾功能双向相关，这一对"难兄难弟"彼此影响。患有房颤的人容易出现肾功能不全，肾功能不全的人比普通人更容易出现房颤。所以别小瞧房颤，严重时会导致肾衰竭。

房颤作为常见的心律失常，不仅影响心脏功能，还可能与肾功能产生密切的关联。当房颤发作时，心房无法有效地规律收缩，心脏泵血功能下降，从而也会相应减少对肾脏的血液供应，肾血流减少、肾小球滤过率下降，从而影响肾脏的排泄功能，导致肾脏功能下降。房颤容易引发血栓形成和栓塞事件，一旦血栓脱落并堵塞肾动脉，肾脏会缺血、坏死，进一步损害肾功能。

另外，肾功能受损后会使血容量上升，增加对心脏的压力，进而诱发房颤。肾功能不全是房颤的危险因素，同时对房颤患者而言肾功能不全的风险也在加大。

【你问我答小课堂】

1. 何为肾脏？

肾脏，通俗来说又叫"腰子"，它分别位于脊柱的腰两侧，左右边各一个，呈红褐色，外形如蚕豆状。用简单的办法就能快速找到我们肾脏的位置：自然站立，双手向上叉腰，将我们的手掌分开，大拇指向前，两个手掌覆盖的地方所对应的就是我们肾脏的位置。

别看肾脏只有拳头大小，它却是我们非常重要的器官之一。它不但是我们人体的"过滤器"，能"排毒"、"解难"，还是我们身体的"平衡器"，使我们的血压、电解质和酸碱保持平衡，还具有内分泌功能，能造血、强化骨骼。

2. 为什么说小小的肾脏有大大的功能？

肾脏就像我们身体里的"环保卫士"，默默无闻地工作着，它的功能非常的强大，主要有以下三个方面：

首先，它可以生成尿液，排泄代谢产物。它像是人体的"过滤器"，我们每天吃的食物和水经人体代谢吸收后，通过肾脏毛细血管网这个"筛子"的过滤功能，把人体不需要甚至是有害的"废水""垃圾"收集在一起，通过尿液的形式排出体外，保持体内的"清洁"。

其次，能够维持体液平衡及体内酸碱平衡。它精明且能干，能精准平衡地调节尿量。在尿液形成的时候，肾脏通过肾小球的滤过作用，快速分辨筛选出对我们有益的物质，利用肾小管的重吸收作用，使其返回到身体再次利用，多余的物质就排出体外，维持内环境的稳定。

最后，它还有内分泌功能。它不仅能分泌出参与血压调节的激素，还能分泌促红细胞生成素，合成活性维生素 D 等，调节体内钙磷代谢，参与免疫功能的调节。当肾脏的内分泌功能发生障碍时，患者就会发生肾性高血压、肾性贫血、肾性骨病等疾病。

综上所述，肾脏的功能多样且复杂，它就像一位全能的"环保卫士"，时刻守护着我们身体的健康和稳定。

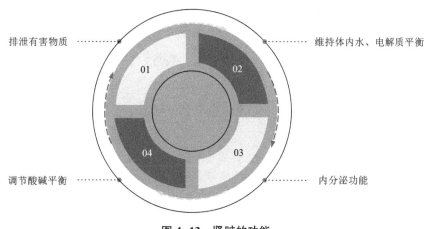

图 4-13　肾脏的功能

3. 房颤为什么会危害肾功能?

房颤会危害肾功能，严重时会导致肾脏坏死，肾功能不全是房颤的危险因素，同时房颤患者中肾功能不全的风险也增加，且肾功能损伤随时间推移逐渐严重。

当房颤发作时，心室率增快，心房无法有效地规律收缩，心脏泵血功能下降，从而也会相应减少对肾脏的血液供应。肾血流减少、肾小球滤过率下降，从而影响肾脏的排泄功能，导致肾脏功能下降。房颤时心房失去有效的收缩功能，导致血流减慢，容易形成血栓，血栓一旦脱落，随血液流动到肾动脉，就可能堵塞血管，导致肾脏缺血、坏死。有研究表明，房颤可能导致全身性缺氧和代谢紊乱，加重肾脏在排除废物和调节内环境方面的负担，会进一步损害肾功能，甚至可能导致肾衰竭。

【一图解惑】

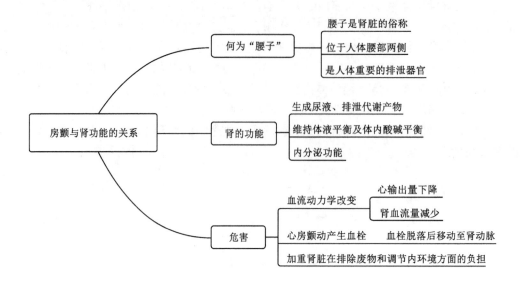

房颤与肾功能的关系

何为"腰子"
- 腰子是肾脏的俗称
- 位于人体腰部两侧
- 是人体重要的排泄器官

肾的功能
- 生成尿液、排泄代谢产物
- 维持体液平衡及体内酸碱平衡
- 内分泌功能

危害
- 血流动力学改变
  - 心输出量下降
  - 肾血流量减少
- 心房颤动产生血栓 → 血栓脱落后移动至肾动脉
- 加重肾脏在排除废物和调节内环境方面的负担

第七节 房颤又一条罪状——降低生活质量

【知识速览】

房颤会导致工作能力和生活质量明显下降，尤其是在进行重体力劳动或长时间运动时。房颤发作时可出现明显心悸、气促、乏力、胸闷、头晕等症状，通常会感到疲劳和无力，可能导致在职业生涯和生活竞争中失去优势。生理上的不适易引发情绪问题，长期的情绪困扰可能会进一步加剧心脏负担，形成恶性循环。据相关研究，超过60%的房颤患者生活质量、运动耐量明显下降，17%的患者出现致残症状，甚至出现焦虑、抑郁等不良情绪，更加影响生活质量。

【你问我答小课堂】

1. 什么是生活质量?

生活质量这个词我们常常挂在嘴边，有人的理解是与经济有关，经济收入越高生活质量就越高。有的人理解为买了某种实用的物品会提高生活质量。

生活质量(quality of life，QOL)又被称为生存质量或生命质量。其实这个词最早来源于经济学，有学者提出的经济决定论认为物质经济发展水平决定生活质量的高低。但随着社会的发展，在经济、社会、心理、医学等学科的共同关注下，生活质量目前被认为包括生理健康、精神生活、个人心态、情感幸福以及物质财富等多个方面。

2. 房颤从哪些方面导致生活质量下降?

房颤这个让人头晕目眩的病症，就像个"多面手"从多个方面导致生活质量下降。

（1）生理方面。

房颤引发心律不齐，使心脏无法正常工作，患者出现心悸、乏力、气短、头晕等症状，增加血栓风险，严重者导致中风，影响患者的日常生活，对工作和学习都造成困扰。研究显示，房颤患者的生活质量评分明显低于健康人群。

（2）心理方面。

由于心脏的异常跳动会影响血液循环和氧气供应，患者感到疲惫和不安，导致情绪波动、睡眠障碍。长期的病情不稳定和反复发作会让患者感到焦虑、抑郁和无助，感觉一点点风吹草动都能让心跳加速，就像一只被猎人追赶的兔子……这些情绪会严重影响患者的心理健康，进而影响生活质量。

（3）社交方面。

由于身体状况和生活质量的下降，导致患者无法参加很多活动，出现社交障碍，担心突发症状影响他人，降低参加社交活动的频率，也不愿意与他人交往，这样加重了患者的孤独感和无助感，进一步影响其生活质量。

（4）经济方面。

房颤的致残率、致死率高，长期的治疗给患者及其家庭带来巨大的经济负担，患者无法正常工作，导致职业发展受限，收入相对减少，使经济压力雪上加霜。

【一图解惑】

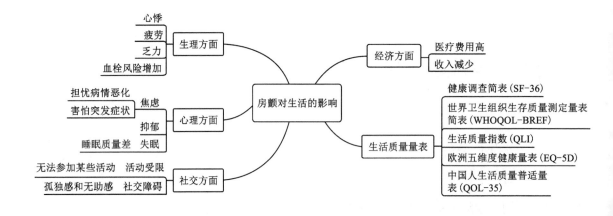

第五章

魔高一尺，道高一丈——
房颤的治疗手段

第一节 房颤治疗概况——百家争鸣，择其"适"者而从之

【知识速览】

房颤的治疗有"四驾马车"：药物治疗、导管消融治疗、外科手术、电复律。其中既包括药物治疗，也包括非药物治疗。由于房颤的发病机制较为复杂，且患者各自的身体状况存在差异，房颤的治疗方案往往采取药物与非药物联合治疗的方式。

房颤是一种快速型的心律失常，不仅心脏跳得过快（心率快），而且还跳得不规律（节律不齐），我们想治疗它，就得解决它心率快、节律不整齐的问题，因此，在治疗房颤的方案中，节律控制和心室率控制是改善房颤患者症状的两项主要治疗措施。接下来，让我们一起来了解目前有哪些治疗方法可以对付"心率失控"和"节律乱"吧！

【你问我答小课堂】

1. 目前对付房颤"心率失控"的方法有哪些？

对付房颤"心率失控"，也就是医学上说的控制心室率。房颤引起的心率快是产生症状的重要原因，而长时间房颤伴快速心室率也可能引起严重后果，如血流动力学不稳定或患上心动过速性心肌病。因此，心室率的控制是房颤管理的重要环节。那么，心率控制在多少才好呢？从宽松的角度来说，推荐房颤患者静息心率控制在110次/分钟以下，但从严格的角度来说，建议静息心率控制在80次/分钟以下，静息心率也就是您平常休息时的心率，您休息时可以测一测，看看自己的心率是否达标了。

目前对付房颤"心率失控"的药物治疗主要包括β受体阻滞剂、洋地黄类、钙拮抗剂，其他抗心律失常药物如胺碘酮、决奈达隆等，也具有一定的控制心室率的作用。在药物的选择上医生会对患者的症状、合并症及药物潜在的不良反应进行综合考虑。

当药物控制心室率治疗失败，并且患者自觉症状较重时，房室结消融结合起搏治疗，也就是消融房室结并植入永久起搏器可有效控制心室率并改善症状。

2. 目前对付房颤"节律乱"的方法有哪些?

对付房颤"节律乱",目的就是让心脏恢复并维持正常跳动,即医学上说的维持窦性心律。目前有很多种治疗方法,包括导管消融、药物复律、心脏电复律、外科治疗、房颤杂交手术治疗等。值得注意的是,不同的患者有适合自己的治疗方法,每种治疗方法都有它的优缺点,患者们应与医生沟通,择其"适"者而从之。

(1)导管消融。

近年来,治疗房颤的导管消融技术发展迅速。导管消融是一种介入微创手术,具有高有效性和安全性的特点,包括射频消融术、冷冻球囊消融术和脉冲消融术,目前以射频消融术和冷冻球囊消融术为主。射频消融是导管消融界的"老前辈",是治疗房颤最早、最常用、临床证据最多的消融能源。脉冲消融作为导管消融界的"新星",也获得了较好的临床研究评价,并有望成为一种新的导管消融能源。其他能源仍在研发或临床探索阶段,已应用于临床探索的有激光球囊消融和微波消融等,激光球囊导管消融是利用激光作为消融能源,微波消融是利用一种高频电磁波作为消融能源,目前都处于深入研究阶段。

(2)药物复律。

用于治疗"节律乱"的药物主要是抗心律失常药物,如普罗帕酮、胺碘酮、伊布利特、多非利特、尼非卡兰、维纳卡兰等。

(3)同步直流电复律。

电复律一般适用于血流动力学不稳定的房颤患者。血流动力学不稳定的意思是房颤已经导致了患者的病情不稳定,血压在往下掉,如果不及时处理,可能危及生命,这种情况就需要进行紧急电复律治疗。对于血流动力学稳定的患者,可以采用药物复律或电复律方式。复律存在血栓栓塞的风险,所以复律前需要充分评估血栓栓塞风险,血栓风险高者复律前应规范抗凝。

(4)外科治疗。

外科治疗房颤,已由早期的经典迷宫手术发展到现在的能量消融,迷宫手术创伤较大、操作复杂,发展到现在,已经逐渐被消融技术取代,伤口也由大切口演变为微创切口,隔离异常放电灶的方式从传统的"切和缝"发展到冷冻、射频等能量消融。目前迷宫手术主要用于因合并其他心脏疾病需要进行心脏外科手术治疗的房颤患者。微创外科消融技术仍在持续改进,为了提高治疗效果、降低创伤、减少并发症,正在不断探索新的消融线路和方式。

(5)房颤杂交消融手术。

有些房颤的异常放电灶不仅存在于心房内,还存在于心房外面,导管消融手术只能消灭心脏里面的异常放电灶,但对于心脏外面的异常放电灶就束手无策了。这时就需要房颤杂交消融手术,顾名思义,杂交手术就是心内科和心外科联合进行的微创手术,由心外膜消融和经导管心内膜消融两部分组成,心外科负责将心房外面的异常放电灶消融掉,心内科负责消融心房内的异常放电灶。杂交手术一般适用于难治性的房颤患者,或是导管消融失败的房颤患者。

3. 中医治疗房颤有什么妙招？

房颤，在中医里属于"心悸""惊悸""怔忡"范畴。近年来，经过国内外学者对中药的不断研究，发现了关白附、三七、麦冬、青皮、炙甘草、甘松、云南白药、冬虫夏草等均有较好的抗心律失常作用，其中的有效成分，具有与西药相似的抗心律失常作用。

稳心颗粒、参松养心胶囊在房颤的药物治疗中有着重要的地位。中药在房颤的治疗中，具有疗效较好、不良反应少、毒性低等特点，有广阔的发展前景。

八段锦通过舒缓的动作和深度的呼吸，可以放松身心，缓解压力，从而降低心脏病发作的风险。有研究显示，八段锦可以改善心肺功能，提高生活质量，有助于房颤射频消融术后患者的康复，可有效降低房颤消融术后的复发率。

4. 合并症和生活方式的管理也很重要吗？

值得注意的是，除了以上的治疗方案外，房颤危险因素的预防、合并症的治疗、生活方式的干预也是非常重要的。如加强对高血压、心衰、糖尿病、睡眠呼吸暂停综合征等合并症的管理，养成健康的生活方式，例如戒烟、减肥、避免饮酒过量和适当运动等均有利于房颤患者的康复，如图 5-1 所示。

合理膳食　　　　适量运动

健康生活
方式

戒烟限酒　　　　保持好的心态

图 5-1　健康生活方式

【一图解惑】

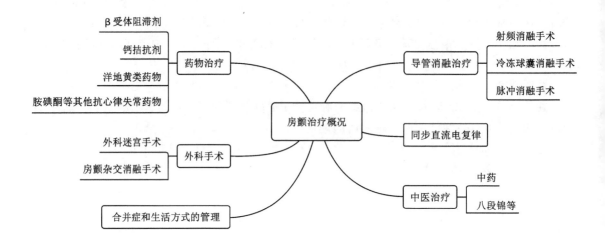

第二节　房颤射频消融手术——"热"让心脏不再狂舞

 【知识速览】

　　房颤射频消融手术是一种成熟的微创治疗方式，是目前导管消融治疗房颤最早、最常用、临床证据最多的手术方式，具有风险小、创伤小、恢复快等特点。

　　心脏的"发电机"叫作窦房结，从这里发出的电信号指挥着整个心脏的工作。如果电信号传导出现混乱，心脏就会乱跳，医学上称之为"心律失常"。房颤是最常见的心律失常之一，它是心房中出现了很多杂乱无章的电信号，我们称之为"异常放电灶"，如图5-2所示。房颤射频消融手术就是通过点对点的方式，使用"热能""消灭"这些异常的电信号或者"烧出"隔离带，这个隔离带就像孙悟空为保护唐僧用金箍棒画的圈，使异常电信号传不过来，从而使心脏恢复正常的跳动，以达到治疗房颤的目的。

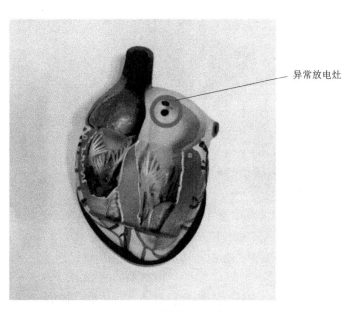

异常放电灶

图5-2　房颤异常放电灶

【你问我答小课堂】

1. 房颤射频消融手术过程是怎样的呢?

简单来说,手术时医生会将一根圆珠笔芯粗细大小的导管,沿着大腿或颈部的血管,一路送到心脏。到达心脏后,利用电生理检查找到房颤发作的源头——异常放电灶。导管后面有一根电线和设备相连,这个设备就叫射频消融仪,它的能量来源是射频电,电能转化为热能,利用高温将准确定位的异常放电灶消灭掉或者隔离开,从而治疗房颤,如图 5-3 所示。

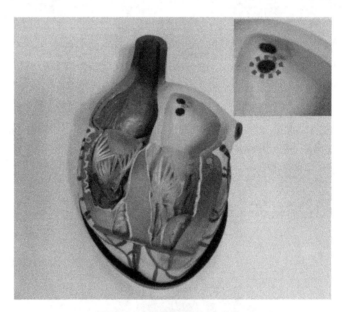

图 5-3 房颤射频消融手术

2. 房颤射频消融手术前需要做哪些检查和准备?

患者需要配合医生完善的术前检查主要有抽血化验、胸部 X 线、心电图、心脏彩超等,还有非常重要的经食道心脏彩超,以排除心房血栓。

值得特别关注的是,如果患者正在服用抗心律失常的药物,务必及时告知医生,一般手术前需要停药 3~5 天。

患者术前需注意休息,预防感冒,女性患者需避开月经期。患者还可以提前备好尿壶或便盆,训练床上大小便,以及提前取下首饰等,做到不慌不忙,万事俱备!

3. 房颤射频消融手术前是否可以喝水和进食？

房颤射频消融术的麻醉方式大多是局部麻醉，术前 4 小时不喝水不进食即可。特殊情况下，如果患者的麻醉方式是全麻，应术前 6~8 小时不喝水不进食。

如果患者在等待手术的过程中感觉非常饥饿或者出现低血糖表现，如图 5-4 所示，医生会根据患者的情况予以静脉补充能量。

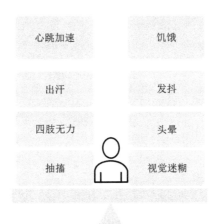

心跳加速　　　饥饿

出汗　　　发抖

四肢无力　　　头晕

抽搐　　　视觉迷糊

图 5-4　低血糖的表现

4. 房颤射频消融手术当天可以服药吗？

许多房颤患者常合并有高血压、糖尿病等慢性疾病，对于手术当天是否可以服药常常感到疑惑。一般来说，局麻手术患者当天降血压的药物可照常服用，用少量水吞服即可，以防止术中血压高。射频消融手术一般需禁食禁饮 4 小时，因此当天早晨的降糖药一般不服用。手术后医生会根据患者进食的情况和血糖结果告知患者是否需要服用降糖药。如果还有其他药物，患者需要在医生的指导下服用。

5. 房颤射频消融手术中应该如何配合医生？

术中患者需要平躺在手术床上，保持身体不动，不要大口呼吸或咳嗽。射频消融术只需在穿刺点进行局部麻醉，手术全程患者处于清醒状态，有任何不适可以与医生沟通。手术时长 2~3 小时，具体时长需要看患者自身情况。

在整个手术过程中，个别患者可能会有十几秒的胸口紧闷感或胸部烧灼感，在可承受范围内，属于正常现象。如果有强烈不适感，请告知医生。

6. 房颤射频消融手术后需要关注什么?

术后返回病房,护士会为患者佩戴心电监护仪,用于观察病情变化。患者及陪护需要关注穿刺部位的纱布有无渗血,有任何不适或异常情况及时告知医护人员。术后患者一般需平躺 12 小时,其间可做踝泵运动预防下肢静脉血栓,如图 5-5 所示。

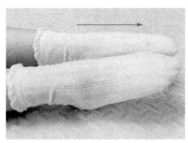 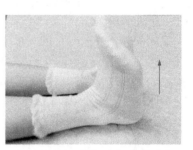

(1) 绷直脚尖,维持 10 秒,双脚放松　　(2) 勾起脚尖,维持 10 秒,双脚放松

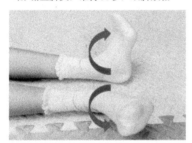 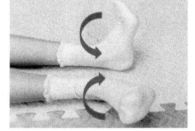

(3) 以踝关节为中心,脚趾做 360° 旋转动作

图 5-5　踝泵运动

7. 房颤射频消融手术后饮食方面需要注意什么?

术后当天以温凉的流质或半流质饮食为主,如面条、馄饨、稀饭等。术后 4 周内不能吃热、硬、刺激性的食物,以温凉、柔软的食物为主。

8. 房颤射频消融手术后还需要服药治疗吗?

房颤射频消融手术后需要抗凝治疗和抗心律失常治疗,一般需要服用 2~3 个月的抗凝药物、2 个月的抗心律失常药物,以防止血栓形成。

值得注意的是,房颤患者术后常规服用 2~3 个月的抗凝药物后,是否需要继续抗凝治疗,是由患者个人的中风风险决定的,患者需要按医生的医嘱服药。并且,服用抗凝药物期间须注意观察有无出血迹象,如牙龈出血、鼻出血、皮肤瘀青、大便带血或发黑、尿中带血等。还应避免针灸、艾灸、拔火罐、按摩等行为。

9. 为什么房颤射频消融手术后食管会不舒服？

原因一：做房颤射频消融手术前需要做一个经食道超声的检查，以排除心房血栓，经食道心脏超声容易损伤食管黏膜。

原因二：房颤射频消融手术消融的部位在左心房，而左心房和食管是"好邻居"，如图5-6所示。因此，在射频能量释放的过程中，热效应可能会对食管造成损伤，导致患者进食后感觉不适，甚至恶心反胃。但是，术后医生会根据患者情况使用保护食管的药物，比如泮托拉唑等质子泵抑制剂，患者只须按医嘱服药并保持进食温凉、清淡饮食就会好转，不必担心！

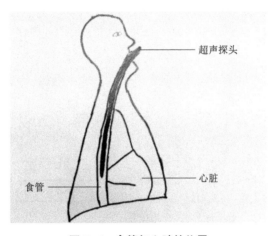

图 5-6 食管与心脏的位置

10. 房颤导管消融术后神秘特殊的"空白期"是什么？

房颤导管消融术后3个月为"空白期"，可出现在射频、冷冻或脉冲消融术后。简单来说，"空白期"就是手术后的恢复期，相当于电脑重装、电路修复一样需要一个过程，而"空白期"正是心脏的"休养期"。

在心脏进行休养的"空白期"，由于术后心肌水肿、心电活动不稳定、血栓风险波动等原因，术后3个月内一些患者可能会出现胸闷、心慌等不适，但这并不代表房颤复发或手术失败，这些不适症状多数会自行消失。术后3个月遵医嘱服用抗心律失常、抗凝等药物，可降低术后"休养期"心律失常的发作概率，促进恢复。

11. 房颤射频消融手术出院后如何保养身体？

做完手术后，在身体的保养上仍然不能松懈，要坚持健康饮食、合理运动，积极控制高血压、糖尿病等房颤高危因素，戒烟酒，做好体重管理、保持心情愉快。

术后1周穿刺点伤口已愈合，可以淋浴，不可盆浴或游泳，穿刺部位禁止揉搓。1个月内避免剧烈运动和重体力劳动，以免引起穿刺部位出血或肿胀。如果发现穿刺部位有血肿，请您及时就医。

建议患者学会自我监测脉搏或心率、血压等。如果突发心慌、胸闷等不适可以到就近医院做心电图检查，保存好检查结果，便于医生诊断分析。

12. 房颤射频消融术后多久需要进行复查?

术后第一次复查一般安排在术后 3 个月，之后第 6 个月、第 12 个月进行随访，如情况稳定，之后可每半年进行随访，并完善 24 小时动态心电图和心电图检查。医生需要根据患者的个人情况评估房颤、抗凝及基础疾病的治疗效果，还会评估患者的中风风险，以调整用药。

若患者在日常生活中，突然出现明显的心慌、头晕、憋气、眼前发黑甚至晕倒等症状，应马上就医。

 【一图解惑】

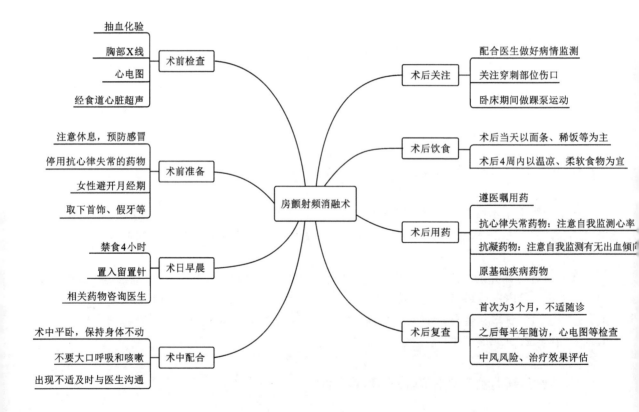

第三节　房颤冷冻球囊消融手术——"冷"让舞动的心脏冷静下来

【知识速览】

冷冻球囊消融手术是一种治疗房颤的新型微创治疗方式，主要用于治疗"发发停停"的阵发性房颤。所谓阵发性房颤指的是房颤发作的持续时间小于 7 天。冷冻球囊消融术具有手术时间短、安全性高、并发症少、疗效好等特点。

正常情况下我们人体有 4 条肺静脉，而大多数心房颤动是起源于肺静脉的异常电活动。因此，如何能够准确地隔离肺静脉，从源头上阻断房颤的异常电活动传导，是消融治疗房颤的关键。通俗地讲，房颤冷冻球囊消融术就是通过特制的球囊型导管，冷冻损伤肺静脉周围的心肌组织，通过冷能源，产生一条宽大均一的"隔离带"，达到隔离肺静脉异常放电的目的，如图 5-7 所示。与射频消融术不同，冷冻球囊消融技术是利用"冷"效应，低温消融心肌细胞，使肺静脉周围组织细胞坏死，以隔离肺静脉，达到治疗房颤的目的。

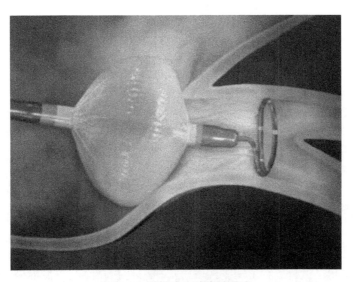

图 5-7　房颤冷冻球囊消融术

【你问我答小课堂】

1. 房颤冷冻球囊消融手术过程是怎样的呢?

简单来说,手术时医生会将一根带有特制球囊的导管,沿着大腿的血管,一路送到心脏。到达心脏后,找到病灶——肺静脉靶点,然后把球囊进行充气,完完整整地堵住肺静脉,让肺静脉里的血液不能回流,确保完全堵住后对肺静脉区域进行冷冻。冷冻的时候,把液氮充入到这个冷冻球囊内,使它的局部温度下降至 -50~40 ℃,把周围的病灶给冻伤、冻死,以达到隔离肺静脉的目的。冷冻球囊消融手术过程如图 5-8 所示。

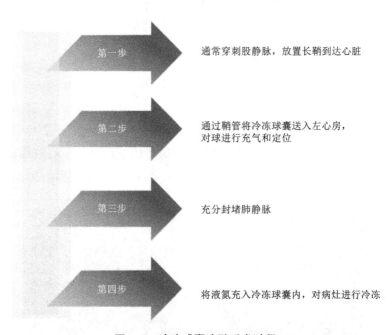

第一步　通常穿刺股静脉,放置长鞘到达心脏

第二步　通过鞘管将冷冻球囊送入左心房,对球进行充气和定位

第三步　充分封堵肺静脉

第四步　将液氮充入冷冻球囊内,对病灶进行冷冻

图 5-8　冷冻球囊消融手术过程

2. 房颤冷冻球囊消融手术前需要做哪些检查和准备?

冷冻球囊消融术的术前,患者需要完成的术前常规检查有血常规、凝血功能、肝肾功能、胸部 X 线、心电图等。此外,除了完善经食道心脏彩超以排除心房血栓外,还需要配合医生完善肺静脉 CT 检查,通过 CT 检查可了解肺静脉的结构、开口方向、开口部位,以及肺静脉、左心房、左心耳三者之间的解剖关系,使手术操作更加准确。

手术前患者需保持良好的心情和睡眠,注意保暖,预防感冒,听从医护人员安排,做好相关术前准备。

3. 房颤冷冻球囊消融手术前是否可以喝水和进食？

冷冻球囊消融术前 4 小时不能喝水和进食，以免引起术中不适。该手术的麻醉方式大多是局部麻醉，如果医生采取的麻醉方式是全麻，手术前应 6~8 小时不喝水不进食。

4. 房颤冷冻球囊消融手术中应如何配合医生？

由于冷冻球囊消融术采用低温进行消融，与高温射频消融相比，在整个手术过程中，患者痛苦小，耐受性好。

手术过程中患者需要配合医生保持身体不动，不要大口呼吸或咳嗽。冷冻球囊消融术只需在双下肢穿刺点进行局部麻醉，手术全程患者处于清醒状态，有任何不适可以与医生沟通。一般情况下，冷冻球囊消融术手术时长较短，为 1.5~2 小时，具体时长视患者自身情况而定。

5. 房颤冷冻球囊消融手术后需要注意什么？

术后返回病房，医护人员会密切关注患者的心率、血压、伤口等情况。冷冻球囊消融术的穿刺点通常为双下肢股静脉，因此陪护需要关注双下肢穿刺部位的纱布有无渗血，术后双下肢避免过早活动，以免出现穿刺部位出血、血肿甚至血管损伤等情况，有任何不适或异常情况及时告知医护人员。为了避免伤口出血，患者一般需卧床休息 12 小时，其间可做踝泵运动，以预防下肢静脉血栓，踝泵运动见本章第二节内容。

6. 房颤冷冻球囊消融手术后饮食方面需要注意什么？

与其他房颤消融术后一样，房颤冷冻球囊消融术后 4 周内不能吃热、硬、刺激性的食物，以温凉、柔软的食物为主，避免喝浓茶、咖啡或酒类等有刺激性的饮品。

7. 房颤冷冻球囊消融手术后还需要服药治疗吗？

与其他房颤消融术后一样，房颤冷冻球囊消融术后需要服用 2~3 个月的抗凝药物，以防止血栓形成。同时服用 2 个月的抗心律失常的药物，减少心律失常事件的发生。服用抗凝药物期间应避免碰撞、拔火罐等，注意观察有无皮肤瘀斑、鼻出血、大便发黑、尿中带血等出血倾向，发现异常应及时咨询医生。

8. 为什么房颤冷冻球囊消融手术后会出现食管不舒服？

房颤冷冻球囊消融手术前需要做一个经食道心脏超声的检查，以排除心房血栓，以食道心脏超声容易损伤食管黏膜。

食管和左心房毗邻，冷冻的能量可能造成食管损伤，还有术后胃食管反流造成的食管炎。因此，术后患者饮食方面一定要避免过硬、过烫和刺激性的食物，避免对食管的"二次打击"。同时，术后吃东西不要太多，避免呕吐，因为呕吐后消化液反流到食管，容易造成食管的炎症和损伤。术后医生也会根据患者的情况使用保护食管的药物，如泮托拉唑等质子泵抑制剂。

值得注意的是，无论是否为房颤导管消融术后的患者，我们都应该避免吃过烫的食物，因为长期吃过烫食物的习惯与食管癌的发生有一定的关系。

9. 房颤冷冻球囊消融手术出院后如何保养身体？

做完手术后短期内，一般为1个月内不要负重或剧烈地运动，活动和身体锻炼都应该注意循序渐进，慢慢地增加活动量和活动时间，这样有利于心脏功能的恢复。同时，要坚持健康饮食，积极控制高血压、糖尿病等房颤高危因素，做好体重管理，保持心情愉快。

注意保暖，尽量避免到寒冷、刺激的环境中去，以防诱发心律失常。

10. "冰"与"火"的较量：房颤冷冻球囊消融手术和房颤射频消融手术的区别在哪里？

如果把房颤的"发病灶"比喻成敌人的阵地，射频消融手术就是通过"热能"对敌人的阵地进行点对点的破坏，是房颤治疗的"火"之歌。冷冻球囊消融手术则是借助可扩大、收缩的"球囊武器"，通过冷能量，在敌人阵地上产生一条宽大的环状"冰河"，通过"冰河"将敌人阵地破坏，是房颤治疗的"冰"之歌。射频消融术与冷冻球囊消融术如图5-9所示。

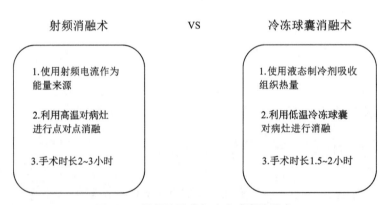

图 5-9 射频消融术与冷冻球囊消融术

相对而言，冷冻消融技术用时更短，是常规射频消融手术时间的一半，患者耐受性好，术中痛苦小。目前冷冻球囊消融大多用于阵发性房颤的治疗，而持续性房颤患者大多选择射频消融术。

需注意的是，"冰"与"火"的房颤治疗方式各有千秋，由于每位患者的具体情况不同，医生会根据患者实际情况给出最适合的治疗建议，患者无须担忧！

【一图解惑】

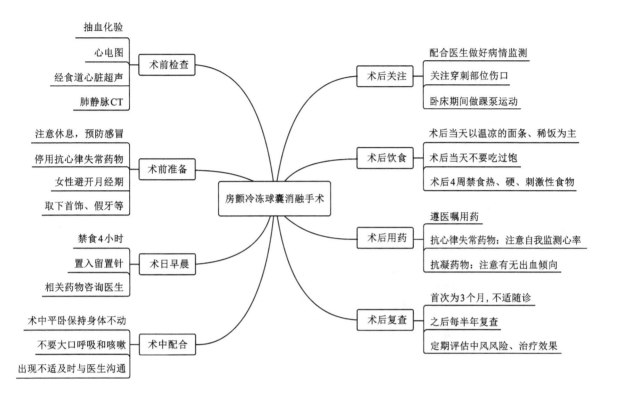

第四节　房颤脉冲消融手术——"电"让乱跳的心脏瞬间听指挥

【知识速览】

脉冲消融是近年来用于房颤导管消融的一种新技术，它采用高电压短持续时间的脉冲电场，利用高压电脉冲选择性地破坏异常放电的心肌细胞，用"电"对组织造成损伤。房颤脉冲消融手术是一种非热效应消融方式，具有消融速度快、安全性高、并发症少等特点，如图5-10所示。

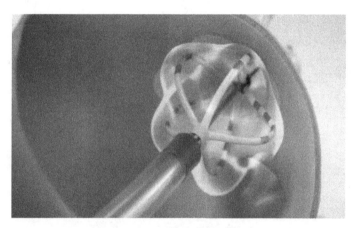

图 5-10　房颤脉冲消融手术

房颤射频消融使用"热能"、冷冻球囊消融使用"冷效应"治疗房颤，而脉冲消融作为房颤消融领域的"新星"，是通过"电脉冲"治疗房颤。脉冲消融是通过脉冲电场在心脏"病灶"产生1000～2000伏的高压电，"独具慧眼"的高压电脉冲会选择性地消融异常心肌细胞，而不会伤及"无辜"。这是为什么呢？因为不同组织的电场耐受性存在很大的差异，脉冲消融产生的消融电场能够针对性破坏"病灶"心肌细胞，隔离肺静脉，达到治疗房颤的目的。

【你问我答小课堂】

1. 房颤脉冲消融手术过程是怎样的呢？

简单来说，手术时医生会将脉冲消融配套的导管，沿着大腿的血管，一路送到心脏。到达心脏后，找到病灶——肺静脉靶点，配套的导管可收缩和展开，展开后像 5 朵花瓣，5 朵"花瓣"上各配置有 4 个电极。医生通过导管伸缩来调节导管的形态和花瓣的大小，导管一旦到达靶向位置，便发放电脉冲，"独具慧眼"的高压电脉冲能够精准地消灭病灶，也就是用"电"将病灶消灭。房颤脉冲消融手术设备如图 5-11 所示。

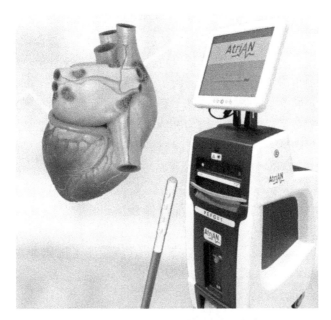

图 5-11 房颤脉冲消融手术设备

2. 房颤脉冲消融手术前需要做哪些检查和准备？

房颤脉冲消融手术前患者需要完善的检查有抽血化验、胸部 X 线、心电图、经食道心脏彩超等。手术前患者需要配合医护人员做好术前准备，提前停用抗心律失常的药物，同时注意休息，预防感冒。

3. 房颤脉冲消融手术的麻醉方式是什么？

目前房颤脉冲消融手术的麻醉方式大多为全身麻醉，因此手术前需要禁食禁饮 6~8 小时，也就是手术前 6~8 小时不要喝水、吃东西或服药。如果患者感觉饥饿、心慌等不适，请告知医生，可以通过静脉补充能量。

4. 房颤脉冲消融手术后需要关注什么？

患者行全麻手术后返回病房 2 小时内须去枕平卧，保持清醒，术后 6 小时暂不可进食，其间可用湿棉签湿润口唇，医生会根据情况给患者静脉补充能量。术后医护人员会通过心电监护观察患者病情，陪护需要关注下肢穿刺部位的纱布有无渗血，有任何不适或异常情况及时告知医护人员。术后卧床休息时间为 12 小时，其间可做踝泵运动预防下肢静脉血栓。踝泵运动见本章第二节内容。

5. 脉冲消融手术对食管是否有影响？

房颤脉冲消融手术的一大优势是基本不会对食管造成损伤。

传统的房颤消融技术，不管是射频消融，还是冷冻消融，对食管都有一定的影响。因为人体的心房和食管是挨着的，所以在心房里面进行手术时，不管是用"热"的方法去烧，还是用"冷"的方法去冻，都可能损伤食管，严重时可能会在心房和食管之间出现一个"瘘道"，大家可以理解成把二者之间贯穿了，这在医学上是一种非常少见但后果严重的并发症。

脉冲消融技术就避免了这一情况，因为脉冲消融使用的能量可以选择频率，有的频率会伤害神经，有的频率会伤害心房肌。如果我们选择只对心房肌有作用的频率，就不会对食管、膈神经等造成损伤，避免"伤及无辜"。

6. 房颤脉冲消融手术后饮食方面需要注意什么？

若手术方式为全麻，做完手术 6 小时后方可进食流质或半流质食物，如面条、馄饨、稀饭等。术后恢复期饮食宜清淡，避免油腻，可进食优质蛋白如鸡蛋、牛奶等，多吃新鲜蔬菜，注意避免辛辣刺激的食物，避免喝浓茶、咖啡或酒类等有刺激性的饮品。

7. 房颤脉冲消融手术后还需要服药治疗吗？

与其他导管消融手术一样，房颤脉冲消融手术后一般需要服用 2~3 个月的抗凝药物和 2 个月的抗心律失常药物，以预防血栓和心律失常的发生。

8. 房颤脉冲消融手术出院后如何保养身体？

术后保持伤口清洁干燥，穿刺处伤口结痂后方可淋浴。注意观察伤口有无渗血、红肿、疼痛等异常情况，如有异常，应及时就医。术后 1~2 周内日常活动不受限制，但不要负重或剧烈运动，以免伤口出血。

保持良好的作息习惯，保证充足的睡眠；适当锻炼，可以参加快走、慢跑、游泳等有氧运动，但不建议参加竞技性、对抗性的运动，以免诱发心律失常。保持良好的心态，避免情绪波动；戒烟限酒，保持健康的生活方式。

定期复查，通常首次复查时间为手术后3个月，不适随诊。之后为第6个月、第12个月进行随访，以后可每半年进行随访，并做24小时动态心电图和心电图检查。积极治疗基础疾病，针对高血压、糖尿病等房颤高危因素进行相应控制，做好体重管理、保持心情愉快。

9. 脉冲消融作为房颤消融界的"新星"，有哪些与众不同之处?

脉冲消融的与众不同之处有：
(1)消融过程中不会形成炎症和瘢痕，不会导致肺静脉狭窄的发生。
(2)脉冲消融为非热消融，不产生热量，血栓的风险低。
(3)脉冲消融能"慧眼"识"英雄"：只破坏心肌细胞，对其他细胞没有作用，因此对膈神经、食管没有影响。
(4)消融速度极快，消融时高效快捷，通常以毫秒为单位甚至更小。
总的来说，脉冲消融是一项高效、快捷、安全的消融手术，但作为一项新技术，仍在发展和探索之中，是治疗房颤的新"电"革命，期待给广大房颤患者带来福音。

【一图解惑】

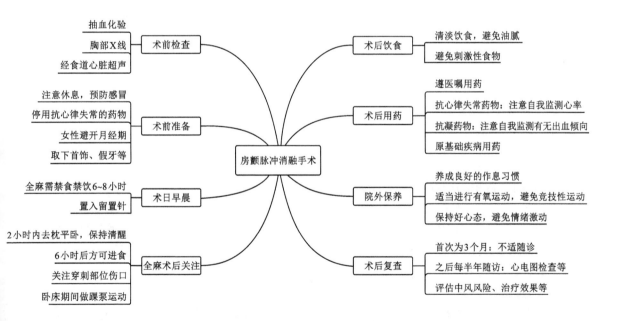

第五节　房颤杂交手术——内科和外科的"双打"手术大战

【知识速览】

　　由于部分房颤的异常放电灶不仅存在于心房内，还存在于心房外面，这就给内科导管消融手术出了难题，因为内科导管消融只能消灭心脏内面的异常放电灶，但对于心脏外面的异常放电灶就束手无策了。这时我们的外科手术就派上用场了。从心脏外面进行手术消融，这种里应外合的内外科双面夹击战术就是杂交手术。换而言之，杂交手术就是心内科和心外科联合进行的微创手术，由心外膜消融和经导管心内膜消融两部分组成，外科负责将心房外面的异常放电灶消融掉，内科负责消融心房内的异常放电灶。内科消融术能制造出确切且持久的"隔离带"，帮助我们把房颤的根源一网打尽。外科手术还能顺便切除左心耳。左心耳是左心房向外突出的一部分，像一个港湾，就好比在水流缓慢的地方容易产生淤泥一样，这个"港湾"区域的血液在此处来回打转，不能及时流向全身参与循环，久而久之就形成血栓，是导致中风的根源。因此预防房颤致中风的治疗手段之一就是切除左心耳，从根本上杜绝因房颤导致的血栓和栓塞风险。

【你问我答小课堂】

1. 内科常用的治疗房颤的方法有哪些？

　　正常情况下，心脏的电活动是由总司令——窦房结来发号施令的，而房颤患者的心脏就不一样了，心房的电活动好似失去了控制，出现了一些动乱分子似的，它们四处捣乱，弄得心肌战战兢兢，收缩效率大大降低。

　　一般情况下内科医生能准确地找到它们的"老巢"，通常是肺静脉根部区域，只要把这个区域作为重点就能解决大部分房颤问题。医生常采用"画地为牢术"切断它与心脏其他部位的联系，也就是早期常用的肺静脉隔离术。手术过程看似很简单，好像就是一根管子就搞定了，其实非常精细。医生需要用到一些能量来帮助他们完成手术，比如用热能把病灶区域"烧死"，用冷冻技术把病灶"冻死"，用脉冲电场把病灶"电死"，还有用无水乙醇把病灶"醉死"。

然而，房颤不法分子也不是省油的灯，它们有时候会声东击西到处打游击，隐藏得很好，需要医生仔细甄别才能把它揪出来一网打尽，而有时候它把老巢藏在了心脏靠外面的位置来躲避内科医生的追捕，此时就需要外科手术来帮忙了，此时便出现了杂交手术。

2. 杂交手术治疗房颤的方法有哪些？

心血管医生们在与房颤周旋的过程中，积累了大量的经验，他们不断改进方法，在尽量将患者的伤害和并发症降到最低、提高治疗成功率等方面取得了长足的进步。比如内外夹击的杂交手术模式就是目前新兴的手术方式。由于患者的病情存在个体差异，手术方式也因人而异，目前房颤杂交手术主要有一次完成的热血"一站式"和分次完成的悠然"分期式"。

3. 我是选择一站式手术好还是分期手术好？

一站式杂交手术就是内科和外科医生同台同时做手术，相互配合，一次解决问题，同时还可以完成切除左心耳手术，被称为内外夹击术。其优点是可以在手术过程中立即验证外科消融和导管消融的有效性，从而立即查漏补缺，患者也可以少做一次手术。但是它的缺点便是会出现假象，也就是说本来房颤的病灶已经清除，但相对而言手术操作对心肌的损伤会多一些，心脏组织水肿对心房产生刺激，术后一段时间可能会出现损伤性房颤，出现房颤发生的假象，混淆视听，让医生无法判断。

那么是不是分两次手术的方式会更好呢？我们来看看分期手术的优缺点吧！分期手术也就是内科手术和外科手术一前一后地做，两次手术间隔一段时间，这样的好处就是心脏在做第二次手术时，前一次手术导致的损伤和水肿消失，就避免了上面所说的假象出现，而且对心脏的损伤相对少些，术后并发症也就少些，缺点是有研究证明它的成功率比一站式手术要低。至于到底选择哪种方式，需要根据您自己的情况，与医生协商，全面评估，权衡利弊。

4. 杂交手术前需要做哪些准备？

首先，患者需要配合医生完善术前常规检查、停用抗凝药，注意休息，避免感冒，术前需禁食禁水 6~8 小时，因为杂交手术的麻醉方式大多是全麻，麻醉药会使全身暂时地失去知觉，如果胃里面有食物，就有可能反流或呕出，而此时正常的咳嗽反应被抑制，一旦食物被误吸入气管，可能会导致肺炎或窒息。还建议您在术前提前练习在床上排便。手术后需要卧床一段时间，导致本来轻而易举的排便变得很麻烦，很多患者都不习惯躺在床上排便，于是他们会尽量少吃少喝，以减少排便，殊不知，越是少吃少喝，越是容易导致便秘排不出，同时还会影响营养补充，减慢疾病恢复过程，这是不可取的。因此在术前医护人员会建议您提前训练床上平卧位排便。

5. 做完手术后饿得慌，可以立即吃东西吗？

全麻术后至少 6 小时不能喝水进食，气管插管拔管、禁食 2 小时后可以试着喝点温凉的水，如果没有呕吐等不适，才可以从稀到稠地恢复饮食。

6. 手术后多久可以下床？

做完手术后一般常规卧床休息 24 小时，如果患者是在全麻下做的手术，医生会让患者去枕平卧，直到完全清醒。不管患者是全麻还是局麻，医生都会交待患者保持手术侧下肢伸直位卧床 6 小时，以防止伤口出血。当然，这么长的时间躺在床上会有些不舒适，甚至腰酸背痛。为了缓解不适、预防皮肤压力性损伤和静脉血栓，患者可以在医护人员的指导下适当地在床上做一些运动，最有效的就是踝泵运动：以踝关节为轴心做向前、向后、向左、向右的舒缩小腿肌肉和活动踝关节的动作，每个方向持续 10 秒，循环 10 次为一组。随着每次肌肉收缩，犹如一个"泵"在工作，静脉血管被不断挤压，可促进血液流动，防止静脉血栓栓塞的发生。

7. 要是做了冠脉造影术后上厕所不方便，可以少喝点水吗？

这样不妥，因为在手术前医生会给患者做冠脉造影——注入一些造影剂到血管里面帮助显影，以确定患者有没有冠脉血管堵塞。这些造影剂在检查完成后要尽早通过尿液排出体外，否则造影剂积蓄，会损害肾脏功能。因此，冠脉造影后应尽量多喝水，在平常饮水量的基础上还要多加点量，至少每天要饮水 2000 毫升，以保证有足够的尿液将造影剂排出体外。

8. 做完手术后需要注意些什么呢？

有的患者会想，既然做了手术，就应该是一劳永逸了。其实不然。通过手术控制了房颤，但这只是治标。房颤的发生不是无缘无故的，各种因素促成了它的发生，比如各种心血管疾病就是常见的罪魁祸首。因此术后还需要继续与原发的疾病做斗争，需要继续治疗，如注意改善呼吸，控制好血压、血脂、血糖等，预防疾病进一步发展，防止新的"动乱分子"出现。

具体要做到以下这些：

首先，手术后要复查心电图，看看问题是否解决。接下来首当其冲就是要继续保持健康的生活方式，管理好自己的情绪，限制烟酒，适当运动，控制好体重。作息规律，早睡早起。戒烟很重要，因为香烟中的有害物质尼古丁可损害血管内膜，并引起小血管收缩，管腔变窄，因而容易形成血栓或加快心脏病的进展或引导疾病复发。

其次，无论患者做的是哪种手术，手术后都需要服用一段时间的抗心律失常药物。因为手术后的一段时间，心脏组织轻微水肿，修复需要时间，在这段时间可能一些心律失常或房颤继续发生，因此需要服用抗心律失常药物控制和预防。此外还须服用抗凝药物来预防血栓形成。如果患者还合并高脂血症、高血压等合并症，还需要遵医嘱进行针对性地降血脂、降压治疗等。

【一图解惑】

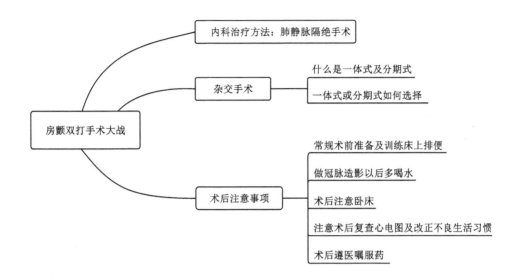

第六节 房颤外科手术治疗

【知识速览】

房颤的发生机制很复杂，房颤发生后患者可能最直接的感受就是心慌、心悸。心电图检查可表现为心房电活动杂乱无章。这些杂乱无章的背后，始作俑者非常复杂，原因有很多，有的是因为心房内的某些区域出现了异常的电活动，有的则是心脏组织电传导秩序出了问题，打破了心电单向传导的规矩，在心房组织间来回兜圈、一顿乱窜，搞得心肌无所适从，谁的指挥都不好拒绝，导致心肌无效收缩。

在与房颤周旋的过程中，医学专家们也是使出了"十八般武艺"，大概摸清了房颤的一些规律，也找到了一些比较可靠的治疗方法，比如本书前面提到的内科导管消融治疗、药物治疗等。那什么时候需要外科手术登场呢？

目前外科手术主要用于因合并其他心脏疾病需要进行心脏外科手术治疗的房颤患者。外科最先采用的方法是在心脏的特定部位划一些口子后把它缝合，或切除那些专门"搞事"的坏分子，或把异常电活动的传导路径割断，手术医生在如同迷宫一般的线路上划刀后再缝合，以达到治疗房颤的目的，这就是所谓的迷宫手术。心脏在瘢痕组织生长时，那些具有产电放电传导电活动的组织不会重生，这就好比受伤区域的异常电活动场所被砸了场子，无法再进行不法电活动了。

早期迷宫手术创伤较大、操作复杂，通过不断改良，各种能量消融治疗方法已取代迷宫手术。这些改良手术包括冷冻消融、射频消融、微波消融等，与传统"切-缝"技术相比，大大缩短了手术时间，降低了术后并发症的发生率。

【你问我答小课堂】

1. 什么情况下需要外科手术治疗？

虽然外科手术治疗房颤有不错的效果，但由于外科手术创伤大、操作过程复杂，房颤患者的首选治疗方式并不是外科手术，只有出现以下情况才会考虑外科手术治疗：第一种情况是患者有别的需要外科手术治疗的心脏疾病，顺便把房颤手术一起做了，一举两得；第二种情况是药物治疗无效、内科导管消融治疗失败或存在不适合导管消融的情况；第三种情况就是患者不能口服抗凝药或虽然口服了抗凝药但仍然出现了中风。

2. 什么是迷宫手术？

迷宫手术是一项临床使用率高但颇具传奇色彩的房颤治疗外科手术。最早迷宫手术的名字来源于孩子的迷宫游戏，手术医生会将心房按照迷宫路线依次切开缝合，就像孩子的迷宫游戏一样。它通过手术缝合的方法，去除传递错误心电信号的组织，从而使房颤患者的心跳恢复正常的节律，回到由窦房结统一指挥的正常状态，也就是医学上的窦性心律。

迷宫手术在不断改良的过程中名称有些变化，从当初的经典迷宫手术（迷宫Ⅰ型手术），到后来的迷宫Ⅱ型手术、迷宫Ⅲ型手术以及迷宫Ⅳ型手术。每一局迷宫游戏都可以不断找寻到最优解，迷宫手术也是这样，其手术方式在近30年间不断地发展、改进。其中迷宫Ⅰ型和迷宫Ⅱ型手术，都是通过外科手术缝合来切断心脏组织，从而阻断异常的心电活动，由于手术本身复杂、创伤大、风险高，加之房颤本身属于非致命性疾病，药物治疗可收到良好效果，故未能获得广泛接受与推广。迷宫手术如图5-12所示。

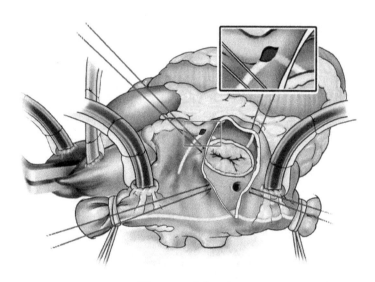

图5-12 迷宫手术

迷宫Ⅲ型手术在心脏的某些部位（手术无法到达的部位）改用冷冻消融阻断，也就是之前说的"冻死病灶"的方法，同时为了减少对正常心脏组织如窦房结和房室结区的损伤，还对部分切口作了修改。迷宫Ⅲ型手术术后得到了不错的效果，曾一度被誉为房颤外科治疗的"金标准"。但其仍然存在操作过于复杂的缺陷，因为要在心房上做十处手术切口，特别是左心房后壁环绕肺静脉开口的切口，其出血有时是灾难性的。

随着技术的发展，外科医生以微创、快速、安全、可靠为宗旨，改用射频、冷冻、微波、激光等能量来形成这些心电活动的阻断线，即为迷宫Ⅳ型手术，在一定程度上减少了术后并发症。

3. 内科导管消融治疗和外科手术治疗哪个好些?

它们各有优缺点, 要根据个体的具体情况进行选择。内科导管消融治疗手术时间短, 创伤小, 操作相对简单, 术后恢复快, 这是其优点, 其缺点就是对于一些复杂的房颤治疗效果要差一些。外科手术治疗相对于内科导管消融治疗可能更彻底一些, 但它也有缺点——手术时间长、创伤大、过程复杂, 需要全麻, 对人体组织的损伤较大, 因此术后恢复慢。迷宫手术一般需要开胸, 所以它通常作为附加手术, 在瓣膜手术或其他开胸心脏手术时同期施行。具体哪一种治疗方法更适合, 则要根据患者的实际情况咨询医生后决定。

【一图解惑】

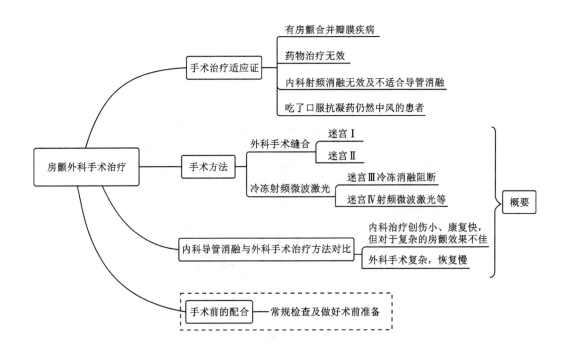

第七节　拨乱反正的雷霆手段——心脏电复律

【知识速览】

在之前的章节中，我们了解到房颤是一种心律失常，表现为心房无规律地跳动，窦房结无法控制心房节律，如同一个失去指挥权的司令。因此，治疗房颤的最终目标是协助心脏的窦房结恢复总司令的指挥权，使心脏恢复规律跳动。如何实现这一目标？复律被视为实现这一理想的终极途径。

在复律疗法中，电复律作为治疗手段被广泛运用。电复律是指通过电流作用瞬间消除心脏内其他节律的干扰，使窦房结重新掌控心脏的电活动指挥权，进而恢复正常心律。那么究竟什么是电复律？

电复律是一种紧急的治疗措施，主要针对血流动力学不稳定或重症患者。严重心律失常可能危及患者的生命，在房颤紧急发生情况下，立即执行电复律可迅速稳定病情。心脏电复律是通过在患者胸部贴上两个电极板或电极片，右侧位于右侧第2、3肋间，左侧置于左侧第5肋间，如图5-13所示。通过瞬间释放高能量电脉冲，使心脏瞬时停止异常电活动，助力窦房结重新掌控心脏跳动。然而，电复律存在一定风险和失败可能性，因此，患者在接受治疗时需充分理解并正视风险，积极配合医生诊疗和护理。

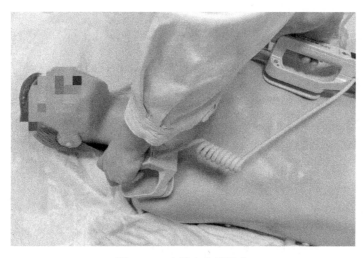

图5-13　心脏电复律治疗

【你问我答小课堂】

1. 房颤患者什么情况下需要进行电复律?

当房颤持续发作，患者出现了血流动力学不稳定或者症状严重，药物治疗没有效果或效果不理想的情况下，需尽快进行电复律。"血流动力学不稳定"是医学上针对患者病情的一种描述，可以理解为患者意识状态、心率、血压等基本状况不好，如果不紧急治疗，可能出现心力衰竭、休克、晕厥等病情变化。因此，为了防止病情进一步恶化，对于这类患者，实施电复律显得尤为紧迫和重要。

电复律作为一种非药物治疗手段，通过应用特定强度的电流刺激心脏，使其恢复正常的节律。然而，需要注意的是，电复律并非适用于所有快速心律失常患者。对于血流动力学状态相对稳定的患者而言，由于他们的病情相对较轻，且未出现明显的生命体征异常，则无须采取紧急复律措施。

2. 电复律前需要做哪些检查?

在实施电复律之前，医生通常会对患者进行全面的评估，医生需要综合考虑患者的病史、临床表现、心电图和彩超等检查结果等多方面因素。同时，还需评估患者是否存在电复律的禁忌证，如严重的心脏瓣膜病、电解质紊乱等。

对于那些接受电复律治疗的患者来说，他们需要了解治疗过程和可能的风险。电复律治疗虽然具有较高的成功率，但是也存在一定的风险，比如心律失常、心脏血栓等并发症的发生。因此，患者需要在接受治疗之前签署知情同意书，并且积极配合医生的治疗和护理。在实行电复律之前，医生会与患者及亲属沟通电复律的利弊及可能出现的并发症。

3. 电复律前需要做哪些准备?

患者需要平躺在病床上，取下枕头，确保床摇平。医务人员会为患者连接心电监护、吸氧设备，并留置静脉通路。同时，医务人员会给患者使用镇静药物，让其进入睡眠状态。当患者进入深睡眠后，操作就会开始了。医生会将除颤仪的电极板放在患者的胸前，选择合适的能量进行充电和放电，整个操作过程就此结束。此时，患者的心律一般会恢复整齐的窦性节律。

在电复律过程中，医生和护士会时刻关注患者的生命体征的变化，确保患者的身体状况稳定。

4.接受完电复律以后有哪些注意事项？

在电复律治疗结束后的 2 小时，患者可逐渐恢复进食，选择清淡且易于消化的食物。经过 4 小时的休整后，患者方可下床活动。治疗完成后，需在医院观察一段时间，确保疗效稳定。此后，患者应根据医生建议，持续进行药物治疗，以预防房颤的复发。出院后，患者需定期就诊，接受心电图检查，以监测心律状况。

5.电复律有哪些可能出现的不良反应？

电复律可能引发其他类型的心律失常，导致心率减缓乃至心脏停搏。这是因为电击电流会导致心肌细胞受损，进而出现心肌酶水平升高，同时还可能因导电出现皮肤烧伤等问题。

6.电复律术后，患者还需要注意什么？

在接受电复律治疗之后，患者应充分休息，避免剧烈运动，遵从医嘱服用药物，并密切关注自身身体状况。若出现胸痛、呼吸困难、心律不齐等症状，务必及时就诊。此外，患者需规避饮酒及大量摄入咖啡因，以减轻心脏负担。

总体而言，电复律治疗是房颤患者的一个重要治疗选项。为确保治疗安全有效，患者需了解相关风险及注意事项，并积极配合医生。只有在医生的指导下，患者才能获得最佳治疗效果，降低并发症风险。在接受治疗的过程中，患者应保持乐观心态，配合医生治疗，坚信自己能战胜房颤带来的困扰，重获健康与幸福的生活。

【一图解惑】

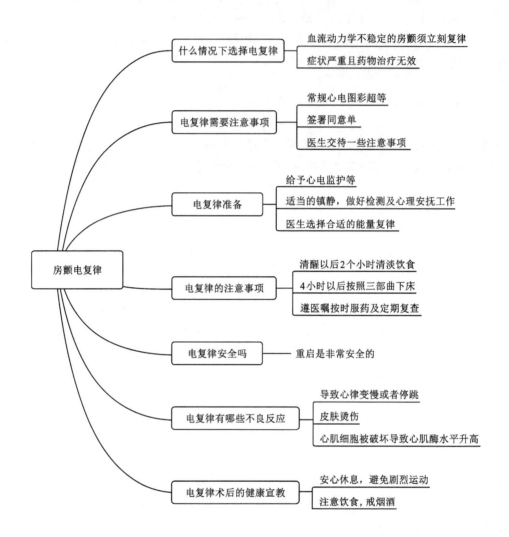

什么情况下选择电复律 —— 血流动力学不稳定的房颤须立刻复律
—— 症状严重且药物治疗无效

电复律需要注意事项 —— 常规心电图彩超等
—— 签署同意单
—— 医生交待一些注意事项

电复律准备 —— 给予心电监护等
—— 适当的镇静，做好检测及心理安抚工作
—— 医生选择合适的能量复律

房颤电复律

电复律的注意事项 —— 清醒以后2个小时清淡饮食
—— 4小时以后按照三部曲下床
—— 遵医嘱按时服药及定期复查

电复律安全吗 —— 重启是非常安全的

电复律有哪些不良反应 —— 导致心律变慢或者停跳
—— 皮肤烫伤
—— 心肌细胞被破坏导致心肌酶水平升高

电复律术后的健康宣教 —— 安心休息，避免剧烈运动
—— 注意饮食，戒烟酒

第八节　起搏治疗：用于房颤合并心动过缓

【知识速览】

起搏治疗是一种应用于房颤并发心动过缓的治疗方法。在某些情况下，房颤患者可能伴随有心脏节律过缓的问题，此时起搏器就能起到关键作用，就像给一辆车安装了一个智能驾驶系统，可以让它始终保持适当的速度和方向。起搏治疗通过植入心脏起搏器来维持心脏的正常节律，确保心脏能够以适当的速率跳动，从而缓解患者的症状，提高生活质量。这种治疗方式通常在药物治疗无效或不适用的情况下考虑使用，能够有效地管理房颤并发症，提高患者的生活质量。

【你问我答小课堂】

1. 什么情况下需要安装起搏器呢？

我们将需要安装起搏器的房颤患者大致分为以下三大类：房颤合并病态窦房结综合征、房颤合并心衰、服用控制心室率药物效果不佳者。接下来为大家一一揭开它们的神秘面纱。

（1）房颤合并病态窦房结综合征。

在临床中，阵发性心房颤动伴有心动过缓的情况很常见。患者本身有病态窦房结综合征或者是长期心房颤动造成心房肌硬化（纤维化），导致窦房结功能低下，无法正常发送电信号，而出现心动过缓的情况。此时的心动过缓就像一个"加班"的人要"休假"一样，先"休假"再"加班"称为慢-快型综合征，如图 5-14 所示，它属于病态窦房结综合征的一种；先"加班"后"休假"称为快-慢型综合征，常见于窦房结功能正常的患者，快速性心动过速终止时出现严重的窦性心动过缓甚至停搏，如图 5-15 所示。

慢-快型综合征多见于老年人，首选治疗方法是安装起搏器。快-慢型综合征患者较为年轻，在发现心房颤动这个疾病前窦房结功能是正常的，出现快速心房颤动后，窦房结这个"总司令"便偷懒，不再勤勤恳恳工作，也就出现了心动过缓的情况。这提示了窦房结功能减退继发于心房颤动，正所谓"治标更要治本"，因此，针对快-慢型综合征患者应首选射频消融术，不仅成功率高，而且术后窦房结功能有可能恢复正常。

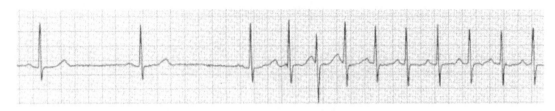

图 5-14　心动过缓后出现房颤

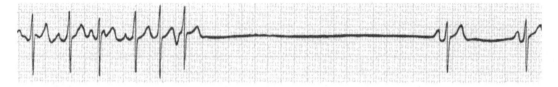

图 5-15　房颤后出现停搏及心动过缓

（2）房颤合并心力衰竭。

房颤常常与心力衰竭共存，且二者互相促进。心力衰竭会使心房结构发生改变，促使房颤发生，而房颤使心房收缩功能丧失，促进及加重心衰发生。房颤合并心衰会明显降低活动耐力，让患者不能完成日常的生活活动，比如上楼梯、平地行走、日常家务等，并增加患者病死率及住院次数。因此心脏再同步化治疗（cardiac resynchronization therapy，CRT）在房颤合并心衰的治疗方案中占据了一席之地。心脏再同步化治疗是指在传统的起搏器治疗的基础之上，加入左心室起搏，采用左、右心室起搏的方法缓解患者的临床症状，提高患者活动耐力和生活质量，进而使心力衰竭症状得到明显的控制，如图 5-16 所示。有研究显示，心衰合并房颤患者接受心脏再同步化治疗后，其左心室射血能力、生活质量得到提高，病死率有所下降。

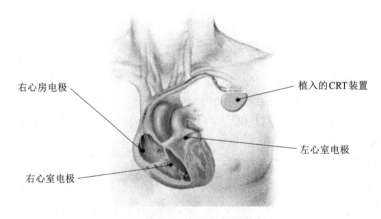

图 5-16　心脏再同步化治疗

（3）药物控制心室率不佳者。

导管射频消融术是房颤患者维持窦性心律的首选手术方式。随着操作技术的不断成熟和房颤中心的不断建立，导管射频消融术的成功率也不断提高，但由于常常需要多次消融，有些房颤患者难以接受导管射频消融术。为了缓解房颤引起的不适，医生通常会开具控制心室率的药物给患者服用。但此类患者往往因为房颤引发的胸闷、气促、心悸等情况反复住院，药物控制也会渐渐失去作用。对于这些患者来说，房室结消融+永久性起搏器植入术是比较合适的治疗方法，不但可以明显改善胸闷、气促、心悸等症状，提高生活质量，而且可以改善心脏功能，降低心力衰竭的发生率，减少患者住院率，还可以避免服用抗心律失常药物带来的不良反应等。

2. 什么是心脏起搏器？

心脏起搏器由起搏电极导线、脉冲发生器和程控仪三者共同组成，如图 5-17 所示。脉冲发生器不与心脏接触，而电极导线作为桥梁，会穿过血管将脉冲发生器与心室/心房连接起来。它的工作原理是向心脏发出微小的"电流"，刺激心脏按照设置的心跳频率进行跳动。如果自身心脏的跳动频率超过设置的心跳，起搏器则不会工作。例如，设置的心跳频率是 60 次/分钟，若患者的心跳为 40 次/分钟，那么起搏器会帮助心脏加快跳动频率达到 60 次/分钟，以保证身体各器官正常工作时的血量供应；若患者的心跳有 65 次/分钟，起搏器就可以休息一下，等待下一次工作的机会。

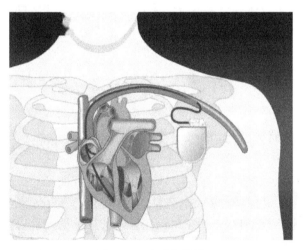

图 5-17　心脏起搏器

安装起搏器的患者要每半年至 1 年进行程控（也就是随访）一次。随着科技的不断发展，起搏器的大小、形态、功能都在不断更新，医生会根据患者病情的需要，安装合适的起搏器。

起搏器可分为单腔起搏器、双腔起搏器、三腔起搏器、植入式心律转复器、无导线起搏器等。那要如何来区分它们呢？只有一根电极导线植入右心房或右心室的为单腔起搏器；两根电极导线分别植入右心房和右心室为双腔起搏器；在双腔起搏器的基础上多加一根电极导线植入左心室则为三腔起搏器，就是我们说的心脏再同步化治疗。传统的起搏器长宽大约10厘米，厚度约为3厘米，而目前最新的无导线起搏器只有约维生素胶囊大小，如图5-18所示，它将起搏导线和脉冲发生器合二为一，直接植入心脏内，皮肤表面无伤口，植入后几乎感受不到它的存在，大大减轻了患者的疼痛，缩短了住院时间，当然了，其价格也是高于传统起搏器的。

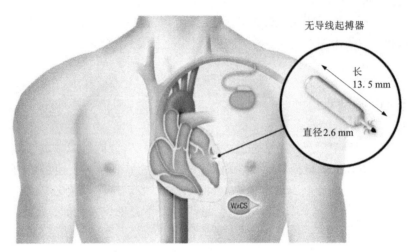

图 5-18　无导线起搏器

　　无导线起搏器是由于身体等因素不能接受传统起搏器治疗患者的另一种选择。无导线起搏器的技术革新与临床应用进展迅猛，但是它的电池储能、耗竭和拔除的问题仍在探索中。目前有研究团队开发了一种通过收集心脏跳动的能量为起搏器供电的起搏系统，以提高起搏器的使用寿命。这种新系统有可能带来颠覆性变革，提高无导线起搏器治疗的持续性和适用性。

3. 起搏器植入术要怎么做呢，手术需要多长时间？

　　(1)术前准备。
　　起搏器植入手术前注意保持前胸皮肤完整，不抓不挠，避免粘贴电极片、胶布、膏药等，前胸皮肤若破损，可能会导致手术暂缓；术前注意休息与保暖，预防感冒。
　　(2)术中配合。
　　起搏器植入手术一般采取局部麻醉方式，患者全程处于清醒的状态，手术过程中，医生会在患者前胸位置制作一个"口袋"(囊袋)用于安装起搏器，手术1~2小时。为避免术后影响患者的日常活动，医生会首选左侧胸部进行起搏器囊袋的制作。
　　(3)术后康复。
　　术后为了防止伤口出血，伤口需压迫6~8小时，其间患者需要平卧休息。术后务必保持伤口的清洁干燥，谨防感染。
　　有些患者因疼痛或担心影响伤口愈合而不使用术肢，这样是不对的。术肢的康复锻炼应循序渐进，怎样做才是既科学又安全有效的锻炼呢？起搏器植入术后术肢锻炼如表 5-1、图 5-19 所示。

表 5-1　起搏器植入术后术肢锻炼

时间	锻炼内容	锻炼时间	锻炼频次
术后当天	握拳，手腕转动	5~10 分钟	3~4 次
第 2 天	下床，术肢外展	10~15 分钟	2~3 次
第 3 天	下床，术肢前屈	10~15 分钟	2~3 次
第 4 天	下床，术肢后伸	10~15 分钟	2~3 次
第 5 天	下床，术肢旋臂	10~15 分钟	2~3 次
第 6 天	下床，术肢爬墙	10~15 分钟	2~3 次
第 7 天	下床，术肢绕头	10~15 分钟	2~3 次

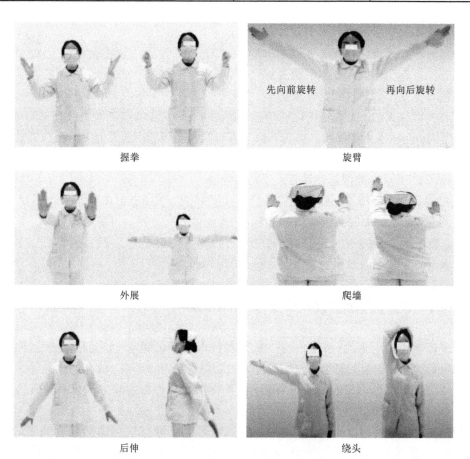

图 5-19　起搏器植入术后术肢锻炼

4. 起搏器植入术后需要注意什么?

起搏器作为我们的长期"伴侣",安装后的日常生活维护也很重要,患者可以巧记一个口诀:"三要""四可以""六注意"。

(1)"三要"。

①要定期检测起搏器功效;

②要定期随访:出院后第1、3、6个月随访一次,之后每年随访一次;起搏器电量剩余1年时,1~3个月随访一次;

③要低盐、低脂、低糖高纤维饮食。

(2)"四可以"。

①可以正常活动:但不建议打网球等对手臂要求过多的运动;

②可以坐飞机,需出示起搏器电子识别卡;

③可以使用微波炉、电磁炉等家电;

④可以做以下检查:超声检查、核医学检查、肺灌注/通气扫描、X线检查、心电图。

(3)"六注意"。

①使用移动电话时不要将话筒靠近起搏器这一端;

②洗澡时不要用力搓、擦起搏器植入部位,若有皮肤发红、发痒等症状,及时就医;

③不要拍打起搏器植入位置的胸背部;

④背包时尽量不要压迫到起搏器;

⑤不要去雷达天线、工业用电磁感应炉、核磁共振(安装抗核磁共振起搏器除外)、大型电机、磁疗仪、高压电力传输线、发电厂和变压站等高磁场场所,以免引起起搏器功能紊乱;

⑥不建议进行以下治疗:核磁共振(安装抗核磁共振起搏器除外)、电除颤(急救时需避开起搏器位置)、电刀、微波透热治疗、放射治疗。

监测脉搏是监测起搏器工作情况的既简单又有效的方法,患者在家监测脉搏要保证每天在同一身体状态下,比如每天清晨醒来或静坐15分钟以后进行。将掌心向上,在手腕上一横指的位置、靠近大拇指的一侧,可以摸到跳动的脉搏。在安静的、没有进行剧烈运动的情况下数脉搏半分钟,数得的数字乘以2,就是每分钟的脉搏数。

5. 作为长期"伴侣"的起搏器为什么要进行随访?

安装了起搏器并不是就一劳永逸了,起搏器由电池提供能量,它的使用寿命不仅取决于其类型,还受到多种因素的影响,包括起搏器的功能、使用的频率、放电的次数等。因此,具体的使用年限可能会根据患者的使用情况有所不同。比如患者的起搏器放电频繁的话,那么它的使用寿命就会缩短。

一般情况下,单腔起搏器的工作年限为8~10年。如果单腔起搏器具有频率应答功能,其使用寿命会短一些,为7~8年。双腔起搏器的使用寿命相对较短,普通的双腔起搏器使用寿命为6~8年,而有频率应答功能的双腔起搏器的使用寿命更短,为5~6年。特殊类型的心脏起搏器,如CRT及ICD,由于耗电量较大和工作频率较高,其使用寿命相对较短,一般为

4~5 年。因此，安装起搏器后定期随访非常重要，特别是接近使用年限时。当电池即将用尽时，医生会根据患者自身的情况安排起搏器更换手术。

【一图解惑】

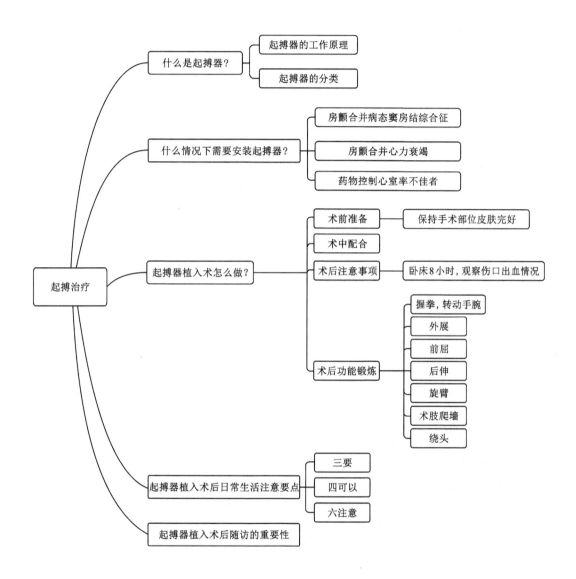

第九节　药物治疗

【知识速览】

房颤的药物治疗有三大对策：第一，"长久之策"，是指预防房颤相关卒中和其他血栓栓塞并发症；第二，"治标之策"，是指可以通过控制房颤发作时的快速心室率，从而提高生活质量；第三，"治本之策"，是指可以转复房颤心律，使之恢复并长期维持正常窦性心律。这三大对策同时也包括了如高血糖、高血压等与房颤相关的疾病的药物治疗。

口服抗凝药是预防房颤患者发生卒中和全身栓塞的治疗方法，在后面的章节我们会详细介绍。本章节将主要介绍控制心室率和控制节律的药物治疗。

【你问我答小课堂】

1. 为什么说控制心室率是房颤治疗的重要环节？

房颤患者出现不适症状主要是心室率的异常所导致的，长期快速的心室率可导致心脏负荷增加，影响心脏功能，甚至引起心脏扩大和心脏衰竭。因此，心室率的控制是房颤治疗的重要环节，也是房颤治疗的基本目标之一。

控制心室率就像是给心脏加了个"减速器"，让心脏跳动不要太快，保护心脏免受过度负荷，让心脏恢复正常工作。控制心室率可以明显减轻患者的症状，提高生活质量。医生会根据患者的基础情况、全身情况和个人意愿选择合适的治疗策略。房颤心室率控制包括紧急心室率控制和长期心室率控制，紧急心室率控制需要根据患者的临床症状、血流动力学改变等情况选择合适的药物，而长期心室率控制方法包括长期口服药物控制心室率及房室结消融＋永久心脏起搏器植入术。

房颤患者的最佳心室率控制目标尚不明确，医生会根据患者的症状、合并症及心功能等情况个体化地决定心室率的控制目标。目前房颤患者的心室率控制目标多采用两种方法：一是宽松心室率控制，即静息心率≤110次/分；第二种是严格心室率控制，即静息心率<80次/分。

2. 控制心室率药物有哪些呢？

控制心室率的药物治疗包括 β 受体阻滞剂、非二氢吡啶类钙拮抗剂、洋地黄类，其他抗心律失常药物如胺碘酮、决奈达隆等，也具有一定的控制心室率的作用。医生会综合评估患者的症状、合并症及药物不良反应来选择合适的药物治疗方案。

（1）β 受体阻滞剂。

β 受体阻滞剂主要代表药物有：美托洛尔、普萘洛尔、艾司洛尔、比索洛尔等，常用于房颤患者的紧急或长期的心室率控制。这类药物可以减慢心率，减少心脏负担，是目前控制房颤心室率最常用的药。由于这类药物有降低血压和减慢心率的作用，因此，使用期间需要监测血压和心率。β 受体阻滞剂在急性心力衰竭及明确严重气管痉挛患者中禁用。

（2）非二氢吡啶类钙拮抗剂。

非二氢吡啶类钙拮抗剂主要代表药物有：维拉帕米、地尔硫草等。这类药物可以减弱心肌收缩力、降低心肌氧耗，能够控制心室率并改善房颤相关症状。钙拮抗剂有降低血压的作用，使用期间应注意测量血压，同时需注意有无头晕的情况，长时间坐、卧后起身要缓慢，防止跌倒和直立性低血压。此外，由于钙拮抗剂具有负性肌力作用（即减弱心肌收缩力），故应避免用于左心室收缩功能不良及失代偿性心衰患者。而且，房颤伴预激综合征的患者要避免使用该类药物。

（3）洋地黄类药物。

洋地黄类药物主要包括口服的地高辛片和注射用的去乙酰毛花苷注射液。洋地黄类药物是一种强心药，通过增强心脏的收缩力、减慢心率来改善症状。使用前需完善肾功能检查，慢性肾脏病患者需调整剂量。该类药物应严格在医生的指导下使用，使用不当可能导致中毒反应：恶心、呕吐、腹泻、头痛、视觉模糊、看东西变成黄色或绿色、心跳不规则等，严重的中毒可能导致心律失常、抽搐甚至昏迷。预防洋地黄中毒，首先要确保按照医生的建议和处方使用洋地黄类药物，并定期检查洋地黄血药浓度。如果出现中毒症状，应立即就医！

值得注意的是，地高辛片在居家服药前应自我监测脉搏，如果脉率小于 60 次/分，则需要询问医生后再确定是否继续服药。可以使用两种方法在家进行监测：①佩戴可以测量心率的手环，这是比较便捷的方法；②自己摸脉搏监测：将掌心向上，在手腕上一横指的位置、靠近大拇指的一侧，可以摸到跳动的脉搏。在安静的、没有进行剧烈运动的情况下数脉搏 1 分钟，就是每分钟的脉率。建议将每次测得的脉率记录下来，在复查时可以为医生的诊疗提供数据。

一些抗心律失常药物也具有降低心室率的作用，如胺碘酮、决奈达隆。由于药物存在不良反应和药物间存在相互作用，故这两种药一般不用于长期控制心室率。

3. 为什么说节律控制是房颤治疗的"治本之策"？

控制节律可恢复窦性心律，以改善症状及预后。它是指尝试恢复并且维持窦性心律，也就是在适当抗凝和控制心室率的基础上进行心脏复律、抗心律失常药物治疗或射频消融治疗的一种治疗方式。恢复和维持窦性心律是房颤治疗中不可或缺的一部分。大多数阵发性或持续性房颤患者，恢复窦性心律后房颤复发风险仍然很大，控制节律的药物（即抗心律失常药物）可减少房颤复发频率、缩短房颤持续时间。节律控制药物主要用于频繁发作的阵发性房颤以及复律后窦性心律的维持。

4. 控制节律的药物有哪些呢？

（1）胺碘酮。

胺碘酮是一种广谱的抗心律失常药物，能够应对多种心律失常，因此被称为"万金油"。当合并器质性心脏病、缺血性心脏病和心衰时，首选胺碘酮复律。胺碘酮能转复窦性心律和控制房颤心室率，短期应用安全性较好。静脉使用胺碘酮注射液期间注意是否有低血压、肝损害、心动过缓、静脉炎等不良反应；长期应用胺碘酮片时注意甲状腺功能、肺毒性、肝损害等不良反应，甲状腺功能异常者避免使用。在服药期间一定谨遵医嘱，不可随意停止或增减药物，按时复查相关指标，如有不适及时就医。

（2）决奈达隆。

决奈达隆是新一代Ⅲ类抗心律失常药物，能帮助控制心脏的节律，减缓心率，从而改善房颤患者的症状。决奈达隆常见的不良反应有恶心、腹泻、肝脏损伤等。与传统的抗心律失常药物相比，它更安全，既保留了胺碘酮的抗心律失常作用，又避免或减少了胺碘酮的一些不良反应，如决奈达隆结构上不含碘，对甲状腺功能基本无影响，故可以用于甲状腺功能异常伴有房颤的患者。

（3）普罗帕酮。

普罗帕酮对新近发生的房颤恢复窦性心律（转复）有效，对持续房颤、房扑疗效较差，主要用于心房颤动的预防，也用于各种早搏。值得注意的是，由于该药有局部麻醉作用，宜在饭后与饮料或食物同时吞服，不得嚼碎；也因为这个作用，服药后会有口干、舌唇麻木等不良反应。

（4）莫雷西嗪。

莫雷西嗪为吩噻嗪类衍生物，可以减少房颤发生的概率，临床多用于各种房性、室性心律失常的治疗。有研究表明，阵发性房颤患者口服莫雷西嗪治疗，疗效显著，可有效改善患者阵发性房颤的发作情况。服用莫雷西嗪会有头晕、恶心、头痛、乏力、嗜睡、消化不良等不良反应，在服药期间注意预防跌倒，长时间坐、卧起身时动作要缓慢，饮食要清淡好消化，不吃油腻、油炸食品。

（5）伊布利特。

伊布利特起效快，对近期发生的房颤疗效较好，平均转复（由房颤心律恢复为窦性心律）时间<30分钟，但是对病程较长的持续性房颤转复效果差。它的不良反应主要是会导致极易猝死的恶性心律失常——多形性室速或尖端扭转性室速，因此用药后需要持续心电监测≥4小时，并准备好心肺复苏设备。因此这个药物一定要在正规的医疗机构中使用，有心电图 QT 间期延长、明显低钾血症、左心室肥厚者应避免使用伊布利特。

（6）利多卡因。

利多卡因可用于各种类型的室性心律失常，一般对心房没有作用，那为什么临床上还会把利多卡因作为房颤的紧急治疗药物呢？因为利多卡因可以抑制心肌收缩力，减慢心室的跳动，防止出现室性的心律失常。

使用利多卡因需要注意的是：利多卡因过敏者、有癫痫大发作史、休克、肝功能不全、阿-斯综合征、严重心脏传导阻滞者禁用。当医生询问病史时请如实回答既往病情，以免延误治疗。使用利多卡因之后可能有头晕、倦怠、舌头麻木、血压降低等情况，请及时与医生沟通。在饮食上需要注意避免喝酒，防止肝脏损害。饮食清淡，避免食用辛辣刺激的食物，尽量不吃鱼、虾、螃蟹、贝类、海带等易引发过敏的食物。

（7）多非利特。

对于合并有心功能减退的患者，多非利特维持窦性心律的作用明显。但用药后会诱发一种致命的恶性心律失常——尖端扭转性室速，大多发生在用药后 3 天之内，因此开始用药阶段患者应住院治疗，并根据肾功能和心电图情况调整剂量。多非利特对持续 1 周以上的房颤效果较好，转复时间多在用药 30 小时以内，对房扑转窦性心律的效果好于房颤，但国内迄今尚无此药。

（8）维纳卡兰。

是目前处于研究阶段的新型Ⅲ类抗心律失常药物，有静脉和口服两种剂型。研究显示其房颤转为窦性心律的概率为48%～62%，转复成功率较高，90 分钟内的房颤转复率维纳卡兰明显优于胺碘酮，可用于合并轻度心衰、冠心病、左室肥厚的房颤患者的转复。欧洲权威专家推荐将维纳卡兰作为房颤转复的主要药物，但国内迄今尚无此药。

（9）氟卡尼。

氟卡尼对新近发生的房颤有效，有口服或静脉注射两种剂型。这个药物作用较快，口服转复时间 3 小时，静脉转复时间 1 小时，但不良反应较普罗帕酮稍多，可引起低血压等不良反应，建议用药前≥30 分钟先予 β 受体阻滞剂或非二氢吡啶类钙拮抗剂，以防止出现快速心室率，并避免用于心功能不好的患者。氟卡尼是美国房颤指南的推荐用药，但尚未批准进入中国市场。

对于抗心律失常药物治疗我们必须明确以下几个要点：①抗心律失常药物治疗目的是减轻房颤的相关症状；②抗心律失常药物维持窦性心律的疗效为中等程度；③抗心律失常药物治疗可减少但不能消除房颤复发；④如果一种抗心律失常药物治疗无效，可考虑换用其他抗心律失常药物；⑤药物诱导所致心律失常较常见；⑥选择抗心律失常药物时，应优先考虑安全性。

值得注意的是，这些药为高风险药物，使用不当可能会引起严重心律失常等不良事件。因此，在服药期间，必须严格遵守医嘱，按时服用、定期复查，不可随意停药或加药，以免造成严重的后果！

5.中药可以治疗房颤吗？

随着中医理念的发展，近年来中医治疗房颤取得了较好效果。中医学将房颤归为"心悸""怔忡"等范畴，认为该病病机在于气阴两虚，加之外邪侵袭，致使瘀血阻络，血行不畅，心失所养，从而引发疾病，治疗需兼顾标本，以活血化瘀、益气养阴等为原则。

参松养心胶囊具有活血通络、益气养阴等功效。有研究表明，参松养心胶囊治疗心房颤动的疗效明确，可改善患者的心功能与心房传导，减轻心肌损伤和炎性反应。此药作为临床常用中成药制剂，其成分中的多种药材协同发挥养阴生津、清心安神、活血等作用。研究指出，参松养心胶囊中多种成分均可影响心脏电生理，且可调节中枢神经系统，改善心肌缺血与心律失常。有研究结果显示，在常规治疗基础上，辅以参松养心胶囊治疗，可阻断房颤产生的"通道"，且可利用不同药物机制发挥治疗作用，从而提高整体疗效。

稳心颗粒也是较为常用的治疗房颤的中成药。稳心颗粒对心率有双向调节作用，可以适当减慢房颤患者的心室率。但稳心颗粒不能根治房颤，仅作为辅助治疗手段。服用中成药需要注意避免饮用浓茶，不饮酒，禁辛辣刺激食物。

【一图解惑】

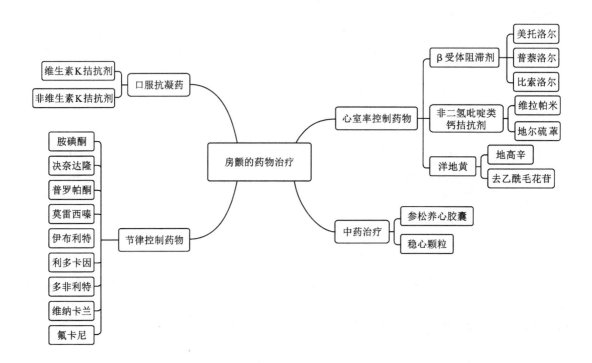

第六章

房颤脑卒中与
出血风险预防策略

第一节　血栓与卒中

【知识速览】

1. 血栓的概念

人体是世界上最精密的系统，我们身体的各个器官时刻运转，不懈努力，使身体各个系统之间保持着微妙的平衡，例如划伤手指时的流血和止血过程，就是凝血系统和抗凝系统的一场战斗。但是，血流变缓、凝血因子改变、血管损伤，凝血功能亢进或抗凝功能削弱这些情况，都可能使得我们的身体机能发生改变，这个时候，就可能会出现血栓。

正常情况下，血管中的血液就像水管里面的水一样流动，这些"水管"内壁光滑平整，"水流"速度快，即使"水管"有局部的小损伤也会迅速被"水流"冲走，一般不会形成血栓。然而，当"水管"内壁出现较大损伤时，受伤的组织就会发出求救信号，凝血系统"抢险救援队"就会倾巢而出，通过"VIP 救援通道"——外源性凝血系统和内源性凝血系统，紧急修复损伤部位。

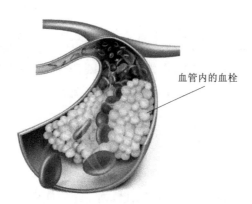

图 6-1　血管内的血栓

在各种物质的催化下，血液中的纤维蛋白像细密的丝线一样，纵横交错，织成一张"蜘蛛网"，血液中的血细胞通过时就会被"蜘蛛网"网住，形成果冻凝胶一样的凝块。血小板是最勇敢的士兵，它们聚集在血管内壁损伤的部位，增强凝血"救援队"的能力。此时，血液的流速可能变慢，甚至在局部形成漩涡，这样慢悠悠地旋转跳跃，可能就会形成血栓。血管内的血栓如图 6-1 所示。血栓如果老老实实在原地不动的话危险还小些，可怕的是血栓可能会被血流冲走而四处游动，血栓游到哪里堵哪里，这才是最可怕的！因此，我们要严防死守，拒绝产生血栓。

2. 血栓与脑卒中的关系

人体的最高指挥官大脑，从一开始就注定了不平凡的一生——它的重量虽然只占身体的 2%，但确确实实是人类身体的最高指挥部。它每分钟的血流量可以有 700~1000 毫升，占全身供血的五分之一。它的血管极其精密，各类血管的总长度大约有 160 万公里，相当于绕赤道 40 圈。它的构造极其复杂，大脑前动脉为额叶和顶叶的内侧、胼胝体供血；大脑中动脉供应额叶、顶叶和颞叶的大部分外侧表面；大脑前动脉和大脑中动脉的分支（豆纹动脉）还为基底节和内囊前支供血……它的功能极其强大，几乎人类身体的一切活动都需要大脑的参与。丰富的脑血管如图 6-2 所示。

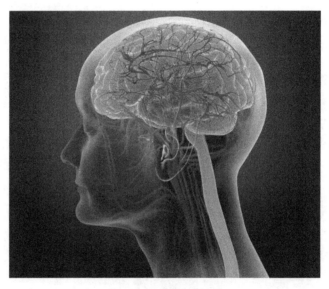

图 6-2　丰富的脑血管

"能力越大，责任越大"，大脑的功能决定了它在我们生活中的绝对统治地位，也决定了一旦它发生疾病，后果将极其严重。

脑卒中既包括缺血性脑卒中，又包括出血性脑卒中。一听这个分类，我们就知道脑卒中和脑血管关系密切。这些脑血管错综复杂，可以让任何一个方向感极强的人迷失方向。在这样复杂的脑血管中一旦由于各种原因发生急性疾病，就会影响这部分大脑的功能，造成脑部功能障碍，使得聪明的大脑无法正常完成任务。这被称为"脑卒中"，也就是传说中的"中风"。

如图 6-3 所示，我们可以粗略地将大脑的工作区域分为以下几个部分：

大脑的额叶发生卒中，可能影响我们的人格、精神、情感、行为和智能，也可能让我们变得愤怒甚至出现精神障碍。顶叶发生卒中，可能引起偏身感觉障碍、失去阅读和写字的能力。大脑的颞叶负责听觉功能，这部分发生卒中，可能引起听力障碍、幻听、记忆障碍、失语等。大脑的枕叶负责视觉功能，这部分发生卒中，可能引起失明。小脑发生卒中，影响运动协调能力。脑干发生卒中，影响呼吸、心率、睡眠。

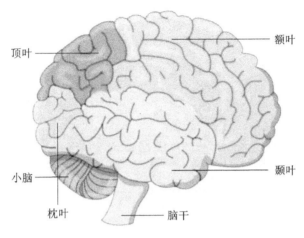

图 6-3　功能强大的大脑

【你问我答小课堂】

1. 血栓会一直附着在管壁上吗?

答案是否定的。随着时间的推移或者外力的冲击，血栓随时可能会脱落。脱落的血栓就像一条自由自在的小鱼，顺着血管游走于循环系统的任何部位，包括静脉、动脉、毛细血管。如果血栓比较大，或者淤积在一个部位，就会堵塞血管、限制血流，引起局部缺血或血液淤滞等症状。如果血栓游走进入远处器官，例如心脏、脑部、肺部，将导致心肌梗死、脑卒中、肺栓塞等严重后果。

2. 发生脑卒中的原因是什么?

"冰冻三尺非一日之寒"，脑卒中的发生发展也不是一天之内造成的。几乎现代健康生活方式中提到的所有不良习惯都是引发脑卒中的危险因素，如肥胖、高血压或低血压、缺少锻炼、吸烟、饮酒、熬夜、高盐高脂饮食等。此外，很多慢性疾病都会成为脑卒中的前哨，例如糖尿病、高脂血症、高血压病、睡眠呼吸暂停综合征等。

3. 血栓与脑卒中有什么关系?

血栓在血管里自由自在地游走，只有头发丝一样细的脑血管不可能让血栓如此猖狂，血栓游走到狭窄的脑血管时，无法通过，就会在局部形成堵塞，如同堵塞水管的杂物一样。堵塞的血管无法再继续正常地为大脑供血，这时候我们就要警惕了。

如果血液完全阻断6秒，神经细胞就会受到伤害；血液阻断10~15秒，大脑就会罢工，人体就会丧失意识；更严重的情况是，血液阻断超过2分钟，大脑的各种工作和电活动就会停止；一旦超过4分钟，就会对大脑造成无可挽回的伤害，引起一系列症状的发生，这就是可怕的缺血性脑卒中，如图6-4所示。

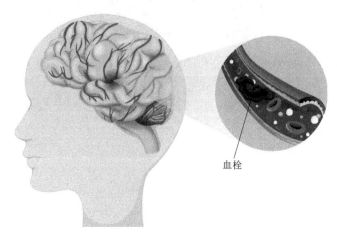

血栓

图6-4　血栓堵塞脑血管

如果这些症状持续时间小于24小时，即可称之为短暂性脑缺血发作（TIA），但如果超过24小时，就成为传说中的脑梗死。除此之外，还有一种脑卒中是由于脆弱的脑血管破裂出血所致，叫作出血性脑卒中。出血性脑卒中和缺血性脑卒中如图6-5所示。

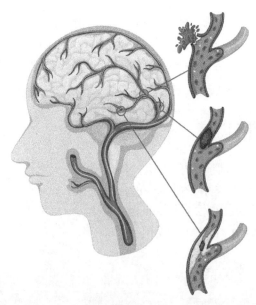

图6-5　出血性脑卒中和缺血性脑卒中

4. 卒中有多可怕？

卒中到底有多可怕？这个"危险分子"是国内发生过早死亡的首要原因，其特点就是高发病率、高复发率、高致残率、高病死率、高经济负担。这些"高"注定了脑卒中治疗的艰难，也警示着我们预防的重要性。

5. 房颤和脑卒中有什么关系？

脑卒中如此可怕，和房颤患者又有什么关系呢？房颤患者并发脑卒中的发生率又有多高？

打个比方，如果每十个没有房颤的患者当中有一个人会得脑卒中，那么每十个有房颤的患者中就会有五个人患有脑卒中。房颤患者脑卒中的发生率要比非房颤患者高 4~5 倍。

不仅如此，80% 的缺血性脑卒中都与血栓栓塞有关。这些数字提醒我们，如果您是一位房颤患者，就一定要警惕血栓的发生。

对于大多数人来说，小小的血栓并不足以对身体造成致命的危害，但随着年龄的增长，血管损伤可能增多，或者高血压、高脂血症、糖尿病等疾病的发生，都为我们敲响了警钟。因此，脑卒中的预防是房颤患者治疗的重中之重。

【一图解惑】

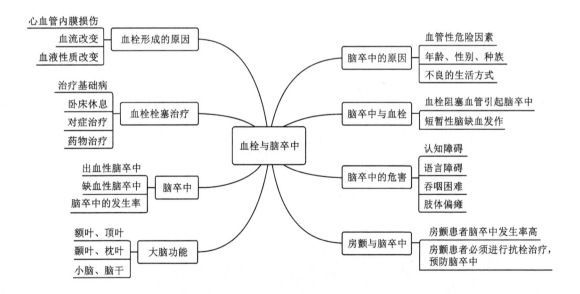

第二节 房颤抗凝治疗的顾此失彼——出血

【知识速览】

　　既然血栓和脑卒中如此可怕，是不是只要进行抗凝治疗和抗血栓治疗就可以避免这些情况的发生呢？马克思主义哲学告诉我们，矛盾无处不在、无时不有。

　　抗凝治疗和抗血栓治疗固然可以减少血栓的发生，但同时可能会增加出血的风险。血栓风险和出血风险就像一对生死仇敌，总是此消彼长。因而，抗凝治疗固然可能避免血栓和脑卒中的发生，与此同时也可能增加出血风险。

　　作为身体给予我们最直观的警报信号，几乎每个人都曾经受过伤，流过血。因而提到出血，很多人可能会不以为然，不就是一个小伤口流点血吗？人在江湖飘，哪有不挨刀。如果这个出血点是在手指上，可能确实如此，但如果是机体内部血管破裂出血，或者出血发生在消化道甚至是大脑，就不再是我们能够掉以轻心的事情了。

　　服用抗凝药物常见的出血部位有皮肤皮下瘀斑、鼻出血、牙龈出血等，如图6-6所示。但有时抗凝药物治疗引起的出血，就像一个和你玩捉迷藏的调皮孩童，往往要过很长时间才能露出端倪，这就很难被医护人员察觉。按照出血的部位和严重程度，出血分为轻度、中度、重度或致命性出血。

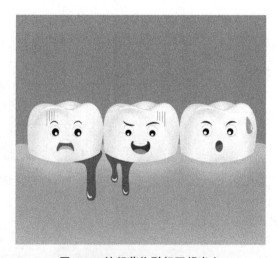

图6-6　抗凝药物引起牙龈出血

当我们出现轻度出血，这时候往往没有生命体征的改变，顶多有点头晕。这个时候我们可能会在医生的指导下暂时停药，或者继续观察。当患者出现中度、重度、致命性出血，除了使用相应的拮抗药物之外，可能还需要洗胃或者服用活性炭来减轻抗凝药物的作用。当我们的身体实在不堪重负，无法满足机体的供血需求，这个时候往往只能通过静脉输血来补充。

对于消化科医生来说，心血管内科是个极其不友好的科室，因为抗凝治疗引起消化道出血的患者不在少数。

 【你问我答小课堂】

1. 有没有抗凝药物没有出血风险？

出血这么可怕，有没有抗凝药物没有出血风险？很遗憾，目前还没有！所有的抗凝和抗血小板药物都存在出血的风险。一旦开始服用这些药物，就可能出于各种原因引起出血。例如，服用抗凝药物的剂量过大、患者对于抗凝药物较为敏感、得了某些出血性的疾病、身体已经患有易出血的疾病，甚至可能是使用了增加抗凝作用的其他药物，都可能成为出血的元凶。

2. 哪些部位可能出血？

有人的地方就有江湖，有血管的地方就有出血的可能。出血的可怕之处在于，可能发生在人体的任何部位，因为不在表皮无法直观地看到，患者往往需要通过其他症状进行判断，这种判断方式无疑是被动的。

如果出血发生在皮肤黏膜，患者可能出现皮肤瘀斑瘀点，结膜出血，鼻子、牙龈出血等，这种出血较为轻微。较为严重的情况是，如果出血发生在消化道，可能出现呕血和黑便。是不是像电视剧里面那样，患者会口吐鲜红色血液呢？也有可能，但更多的时候消化道出血的呕血，呕吐的是咖啡色的胃内容物。而黑便的颜色更接近于柏油色或者暗红色。如果出血发生在泌尿道，尿液的颜色可能是酱油的颜色或者是洗肉水的颜色。更危险的情况是出血发生在大脑，颅内出血可能引起突然的呕吐、头晕目眩等，严重时甚至威胁生命，如图6-7所示。

3. 患者该如何评估出血风险？

正是由于出血的危险性和复杂性，在使用抗凝药物前、中、后各个时期，医生都会对患者进行评估，尽可能提供一个科学准确、适合患者本人的治疗方案。

为了评估这些风险，医生有很多专业评估出血风险的工具，可能导致出血的风险因素都被囊括其中，包括年龄，曾经有出血病史，肝功能不全，肾功能不全，高血压病，脑卒中，酗酒以及使用抗血小板药物等。如果患者有以上情况，也请在进行抗凝治疗时提高警惕。

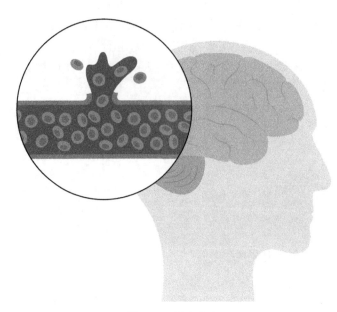

图 6-7　颅内出血

4. 出血的风险高吗?

出血经常会发生吗？是的，即使我们不愿意看到，也不得不承认，出血的发生率实在是不低，每 100 个接受维生素 K 拮抗剂治疗的患者中就有 1~3 个出现大出血，除此之外，16.6% 的患者可能出现消化道出血，甚至还有患者出现颅内出血。

5. 患者可否放弃抗凝治疗?

要视情况而定！

如果是出血风险高的患者，医生会在综合评估患者的病情后权衡决定，究竟是使用抗凝治疗的获益更高还是出血的风险更高，此外还需要经常抽血检查凝血功能，不能因噎废食。出血风险高的那些危险因素，都是我们需要去改善的内容。

患者能做的是根据医嘱按时服药、按时监测抗凝指标，同时，患者还需要注意观察身体出现的异常情况，如皮肤突然出现瘀斑，牙龈出血，大便发黑等，都可能是身体发出的危险信号。

身体信号一旦发出，患者需要立即就医！

6. 一旦发生出血，患者该怎么办?

出于各种各样的原因，患者身体可能处于高凝状态，血液很容易凝固形成血栓性疾病。于是，为了预防和治疗血栓性疾病，需要使用抗凝药物、抗血小板聚集药物以及纤溶药物等。一旦没有控制好用量或者没有合理监测，出血就会在不知不觉间发生。

患者一旦发生出血，该如何处理？

发现出血情况，沉着冷静别惊慌，马上到医院就诊。医生会立即评估患者服用的抗凝药物及出血的严重程度，患者需要事无巨细地告知医生出血的部位、最后一次服用抗凝药物的时间、有没有合用抗血小板的药物（如果不清楚哪些是抗凝药物、哪些是抗血小板药物，不妨将所有正在服用的药物带去医院）。

如果患者有饮酒习惯，或者肝脏和肾脏功能不全等情况也需要告知医生。医生会根据个体情况给出治疗意见。

【一图解惑】

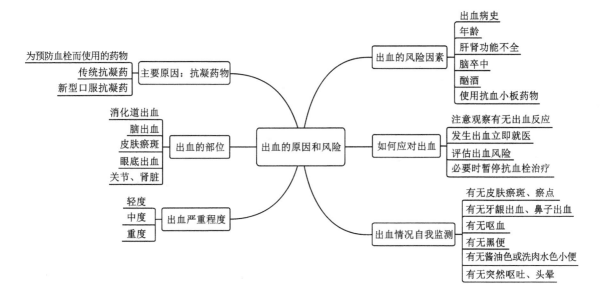

第三节　如何挥舞好这把双刃剑——脑卒中(血栓)与出血

【知识速览】

作为人类的指挥中枢,大脑实在是承受了太多。房颤患者的大脑更是要殚精竭虑,时刻警惕血栓的发生。抗栓治疗实在是举步维艰,一个不小心血栓脱落就可能造成缺血性脑卒中,或者又一个不小心造成大出血,后果也不堪设想。

前面提到的种种已经告诉我们,抗栓治疗的重要性毋庸置疑,出血的风险性又让我们如履薄冰。如何平衡?这不光是让房颤患者头痛的问题,也是很多医生担忧的症结所在。

血栓也好,出血也罢,抗栓治疗的道路总是布满荆棘。医生还能想到办法去解决问题吗?既然如此难以把控用药的情况,那就需要更加精细的工具和量表,去更加合理安全地规避风险,于是就诞生了一系列的量表和工具。

首先,我们来认识一下"$CHA_2DS_2-VAS_c-60$评分表"。这一串抽象的字母到底代表什么?是什么意思?房颤患者只需要知道它是一个脑卒中风险的评估工具即可。这个评分工具根据一些项目指标来计算患者脑卒中的风险,分数越高,脑卒中的风险越大,如表6-1所示。

表6-1　$CHA_2DS_2-VAS_c-60$(脑卒中风险评估量表)

项目	危险因素	说明	分值
C	充血性心衰	包括HFrEF、HFmrEF、HFpEF及左心室收缩功能障碍(LVEF小于40%)	1
H	高血压	高血压病史,或目前血压≥140/90 mmHg	1
A_2	年龄≥65岁	亚洲房颤患者≥65岁	2
D	糖尿病	包括1型和2型糖尿病,病程越长,脑卒中风险越高	1
S_2	脑卒中	既往脑卒中、短暂性脑缺血发作或体循环栓塞,包括缺血性和出血性脑卒中	2

续表 6-1

项目	危险因素	说明	分值
V	血管疾病	包括影像证实的冠心病或心肌梗死病史、外周动脉疾病（外周动脉狭窄≥50%或行血运重建）、主动脉斑块	1
A	年龄 60~64 岁	亚洲房颤患者 60~64 岁	1
S$_c$	性别（女性）	卒中风险的修正因素，但不是独立危险因素	1

例如，如果患者的年龄在 60~64 岁之间，就会得 1 分，如果患者的年龄超过 65 岁，就会得 2 分。除此之外，患有高血压、糖尿病、充血性心力衰竭、冠心病、外周血管病这些疾病中的任意一种，都会得 1 分。如果患者曾经患有脑卒中、短暂性脑缺血或体循环栓塞，那更加不妙，会得 2 分。

假如患者是一个 66 岁的男性，长期患有高血压、糖尿病，去年又被医生诊断患有脑梗和心梗，那这位患者脑卒中风险有多少分呢？我们一起来算一算——年龄 2 分、高血压 1 分、糖尿病 1 分、脑卒中 2 分、血管疾病 1 分，总得分达 7 分！

那该患者需不需要抗凝治疗呢？CHA$_2$DS$_2$-VAS$_c$-60 评分为 1 分的男性或 2 分的女性，就应考虑使用口服抗凝药物。如果是评分大于 2 分的男性或者评分大于 3 分的女性房颤患者，就一定要使用口服抗凝药。因此，从脑卒中风险表来看，该患者需要进行抗凝治疗。

既然需要使用抗凝治疗，那医生们就会评估患者能不能用，也就是要考虑出血风险的问题了。此时医生会用到 HAS-BLED 出血评分工具，这个工具比较复杂，除了考虑患者的血压、年龄、药物使用、以前是否有大出血等情况外，还得抽血检查，看看肝功能、肾功能有没有问题，INR 是否稳定和正常（INR 即为国际标准化比值，用于评估患者的凝血功能有无异常）。

HAS-BLED 出血评分项目总分为 10 分，如表 6-2 所示。如果患者的得分在 0~2 分之间，属于出血低风险；如果患者的得分≥3 分，提示出血风险增高，千万不能掉以轻心。

表 6-2　HAS-BLED 出血风险评估量表

临床特点	计分	说明
未控制的高血压（H）	1	定义为收缩压>160 mmHg
肝肾功能异常（各1分）（A）	1 或 2	肝功能异常定义为肝硬化或胆红素>2 倍正常上限，AST/ALT/ALP>3 倍正常上限；肾功能异常定义为透析或肾移植或血清肌酐>200 μmol/L
脑卒中（S）	1	包括缺血性脑卒中和出血性脑卒中
出血（B）	1	出血史或出血倾向（既往大出血 a、贫血 b 或严重血小板减少 c）

续表 6-2

临床特点	计分	说明
INR 值易波动(L)	1	INR 不稳定/过高,或在治疗窗内的时间<60%
老年(E)	1	年龄>65 岁
药物或过量饮酒 (各 1 分)(D)	1 或 2	药物指合并应用抗血小板药物或非甾体类抗炎药,过量饮酒是指乙醇摄入量>112 g/周

在使用了脑卒中风险评估量表和出血风险评估量表之后,医生会根据患者的得分,制订合适的患者抗栓治疗方案。出血风险评分和脑卒中风险评分这两手都要抓,两手都要硬。这是万里长征的开始,也是守护健康的保卫战。

 【你问我答小课堂】

1. 什么样的情况需要用到抗凝药物?

这个问题比较复杂,应该交给医生来决定,但我们不妨来了解一下。抗凝药的种类实在是太多了,除了经典抗凝神药华法林以外,还有很多新型口服抗凝药。医生需要综合考虑患者的身体状况、病情、有没有合并症、经济状况、药物耐受等多种情况来进行评估。

总之,选择好药物和治疗方案以后,就得坚持下去。最大的禁忌可能在于,吃几个月药以后,就觉得自己状态不错擅自停药,这样造成的后果可能更加严重!

2. 通过合适的抗栓方案治疗以后,就能一劳永逸吗?

并不能! 由于抗凝药物对机体抗凝系统的强大影响力,抗栓药物治疗方案中,抗凝药物和抗血小板药物的服用,一定要定时、定量。不仅如此,还需要听从医生的指导,定期监测各项指标,定期到医院复查。在服药期间还需要牢固掌握各项出血和脑卒中的表现,做到早发现、早预防、早就医,尽最大努力减少出血或脑卒中的风险。

【一图解惑】

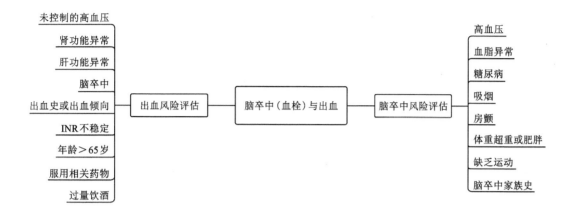

第四节 抗凝药的元老——华法林

【知识速览】

您可能会想："华法林是啥？听起来像是某种神秘魔法的名字！"别担心，华法林虽然听起来高大上，但其实就是一种很常见的药物，它的作用可厉害了！

想象一下，人体的血液就像是一条川流不息的河流，有些时候我们的血液会变得太黏稠，就像冬天的河水一样，容易结成块。这种血块叫作血栓，它们可能会造成很严重的问题，比如心脏病发作或中风！华法林就是为了防止这些问题的发生而存在的。它的"魔法"就在于通过干预血液中的"凝血因子"使我们的血液保持流动，避免形成危险的血块。

华法林就像是我们身体的守护神，让我们的血液保持畅通无阻，时刻保护着我们的健康！

【你问我答小课堂】

1."超级英雄"华法林有什么作用？

现在您已经知道华法林像一位"超级英雄"般保护着我们的血液，那么这位"超级英雄"具体有哪些"任务"呢？

（1）预防血栓形成：有些人的血液容易"黏"在一起，特别容易形成血栓，这可是个大麻烦！华法林的第一个任务就是防止这种情况发生。血栓是由于血液中的凝血蛋白过多而导致的，而华法林则能够阻止这些凝血蛋白的产生，从而降低血栓形成的风险。这对于那些曾经患过心脏病、中风或深静脉血栓的人来说尤为重要。

（2）治疗血栓病：当血栓已经形成，人们需要急需的是一位"消防队员"来扑灭火苗，华法林就是承担这个任务的英雄！它的工作原理是通过抑制一种叫作维生素 K 的物质的作用，从而减少血栓的大小，并防止它们进一步增长。这对于那些合并静脉血栓栓塞症或肺动脉栓塞的患者来说尤为关键。

（3）房颤的治疗：我们前面说到，患有房颤时心脏会不规律地跳动，就像是跳起了芭蕾舞一样！这种情况不仅会让人感到不适，还会增加中风的风险。而华法林在这里扮演着关键的角色，因为它能够有效地减少血栓的形成，降低房颤导致中风的风险，如果患者被诊断为房颤，医生通常会建议患者服用华法林来预防血栓问题的发生。

所以，可以说华法林就像住进我们身体里的一位"护卫队长"，在防止血栓问题方面功不可没！

2. 为什么说华法林是抗凝路上的"双刃剑"？

正如每一枚硬币都有两面，华法林也有着不可忽视的不良反应，其中最重要的就是增加出血的风险。出血的风险可以在任何时候发生，就像海洋中的风浪可能突然袭来一样。有时，它可能表现为轻微的鼻腔或牙龈出血，而有时则可能是严重的内部出血，如胃肠道出血或颅内出血。这种不确定性就像是海洋中的涛声，时而平静，时而汹涌。以下是一些常见的出血症状，使用华法林的患者需要特别留意：

（1）鼻腔或鼻出血；

（2）牙龈出血；

（3）胃部不适、呕血、黑便或便血（消化道出血）；

（4）尿液呈现红色或棕色；

（5）出现不明原因的皮肤瘀血或瘀斑；

（6）月经异常出血；

（7）头痛、眩晕、视觉模糊等颅内出血症状。

如果患者出现以上任何症状，特别是出血量较大或持续时间较长的情况下，务必及时就医，寻求医生的帮助和指导。医生可能需要调整患者的华法林剂量或采取其他治疗措施，以减轻出血风险，确保患者的健康安全。

3. 华法林航道上的明灯：INR 是什么？房颤患者如何监测 INR？

在治疗心房颤动等血栓性疾病过程中，华法林就像一艘航船，INR 监测就像是在茫茫大海中的一盏明灯，为我们指引航道。INR，全称为"国际标准化比值"（international normalized ratio），是一种用来衡量血液凝血能力的指标。理想情况下，房颤患者使用华法林的目标 INR 范围通常为 2.0~3.0。如果 INR 值过低，说明血液过于容易凝固，增加了血栓的风险；如果 INR 值过高，说明血液过于稀释，增加了出血的风险。因此，根据 INR 值的变化，医生可能会调整华法林的剂量，使之维持在安全和有效的范围内。

INR 监测通常通过抽血采集一小部分血液样本来完成。根据患者的具体情况和医生的建议，INR 监测的频率可能会有所不同，一般初始用药 3~5 天后测定 INR，直至 INR 达到治疗范围，之后调整为每周监测一次，根据患者 INR 是否达标和波动情况适当调整监测频率，逐渐减少至每月一次，但一般不超过三个月。

图 6-8 所示为一种家用便携式 INR 检测仪，大小和用法与血糖仪差不多，只需一滴血，一分钟出结果。建议在清晨空腹时采血。在家监测后发现 INR 异常，要观察有无出血症状，如果 INR 值异常升高但无出血，需要增加监测频率，连续三次异常升高需要马上前往医院就诊。

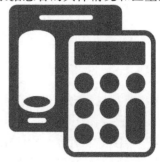

图 6-8 家用便携式 INR 检测仪

4. 如何正确服用华法林?

房颤患者需要长期使用华法林来预防血栓的形成,因此正确使用华法林对于治疗的成功至关重要。通过按时按量服药、定期监测 INR 值和避免与其他药物的相互作用,可以确保华法林的疗效和安全性。

(1)按时按量服药:选择每天相同的时间点服用华法林,可以帮助保持血药浓度的稳定,提高药物的疗效。例如昨天 16:00 吃的药,今天也要在 16:00 吃药。

(2)漏服怎么办?如果当天忘记服用华法林,在 4 小时内可以补服,一旦超过 4 小时,停用当天华法林,第二天按照医生定下来的剂量正常用药,切记不要因为漏服药而自行增加药量。例如:您每天都是 16:00 服药,今天忘记吃药了,到了 22:00(超过了 4 小时)才想起来没吃药,那么今天就不要再吃药了,等到明天 16:00 正常用药即可。如果连续两次以上漏服华法林要及时联系医生是否调整剂量,每次复诊时,都要告知医生是否有漏服药。

(3)安全用药小妙招:建议设置服药闹钟,用分装盒按一周用药分装药物,标注周一到周日,记录每日剂量,服药后在用药日历上打钩。建议服用固定同一厂家同一单片剂量的华法林。如果迫不得已需要更换药物剂型或厂家,需按同剂量更换,同时临时增加 INR 检测频率。不同剂量可能会出现需要切割药片的情况,家里最好备一个药品切割器,避免药片切割不均匀。药物需要存放在儿童不能接触到的地方,避免受潮,同时注意药物有效期,过期药物不可服用。患者可以使用华法林服药记录表记录用药情况,如表 6-3 所示。

表 6-3　华法林服药记录表

华法林服药记录表					
日期及时间	INR	剂量	日期及时间	INR	剂量

(4)与其他药物的相互作用:华法林可能会与其他药物发生相互作用,导致药效增强或减弱,从而影响治疗效果。对于房颤患者来说,通常会同时使用抗心律失常药物或其他心血管药物。因此,患者在开始使用华法林之前,务必告诉医生正在使用的所有药物,包括处方药、非处方药和补充剂。医生会根据患者的情况调整药物的剂量或选择其他药物来避免不良反应。

（5）与其他食物的相互作用：在使用华法林期间，一些食物可能会影响华法林的吸收和代谢，从而影响药物的疗效。特别是一些富含维生素 K 的食物，如绿叶蔬菜（比如菠菜、甘蓝）、豆类和豆制品（比如豆腐、豆浆）、某些油脂（比如橄榄油、亚麻籽油）等，可能会影响华法林的抗凝效果。因此，在使用华法林期间，最好保持饮食稳定，不要突然增加或减少摄入这些食物的量。增强和降低抗凝作用的食物如图 6-9 所示。

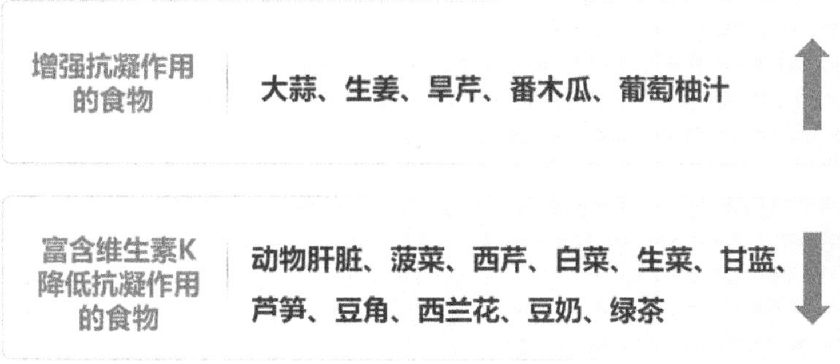

图 6-9　影响抗凝作用的食物

5. 日常生活中使用华法林有哪些注意事项？

（1）口服华法林治疗不影响患者正常生活，可以进行适当的运动，如散步、游泳等。

（2）吸烟与饮酒会加快华法林的代谢，患者应尽量戒烟并避免酗酒。

（3）华法林可能导致胎儿畸形，应注意采取有效避孕措施，如有备孕计划，请咨询产科医生。

（4）华法林对女性月经有影响，如果出现月经量过多或经期延长，提示有出血倾向，可以将华法林剂量减少 1/4 或更多，同时监测 INR。待月经结束后恢复原剂量。

（5）服用华法林期间需要拔牙、做胃镜检查、接受外科手术等，应该跟经治医生说明您正在服用华法林，按照医生的医嘱决定是否停药或者是否需要应用其他药物替代。

（6）建议使用软毛牙刷、电动剃须刀，尽量避免使用牙签等尖锐物品，使用指甲刀等利器时应小心谨慎，并注意防止跌倒。

【一图解惑】

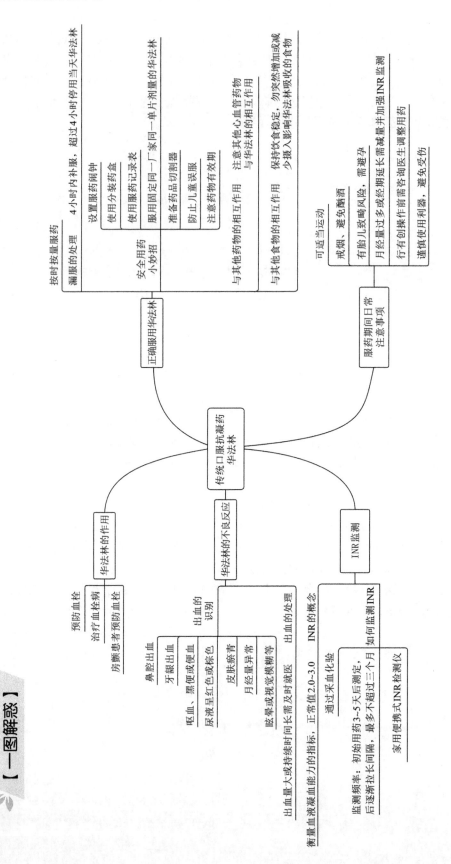

第五节 抗凝药的"新秀"——新型口服抗凝药

【知识速览】

通过前面的介绍，我们已经知道抗凝是预防房颤患者形成血栓、预防卒中的有效手段。目前有两类口服抗凝药：维生素 K 拮抗剂(华法林)和非维生素 K 拮抗剂(新型口服抗凝药)。华法林具有价格便宜、临床应用时间长的特点，在过去的很长时间里都是抗凝界的"霸主"。但它起效慢，易受食物和其他药物的影响，所以其用量把握起来并不容易，需要患者到医院监测凝血指标(INR)来调整剂量。许多患者不堪反复抽血化验而不能长期坚持，甚至直接放弃该药。于是，抗凝界的新秀——新型口服抗凝药应运而生，给房颤患者带来了更多的选择！

【你问我答小课堂】

1. 新型口服抗凝药新在哪里?

新型口服抗凝药(new oral anticoagulants，NOAC)，又称为非维生素 K 拮抗剂口服抗凝药，包括达比加群酯、艾多沙班、利伐沙班、阿哌沙班。这些药物的出现，破除了半个多世纪以来无法摆脱华法林的"魔咒"。称其为"新型"，是相对于"传统"抗凝药华法林而言的，它具有以下特点：

①快速有效：新型口服抗凝药的作用速度比传统的华法林更快，通常在患者服用后数小时内即可达到稳定的抗凝效果，有效预防血栓的形成。

②无须定期监测：与华法林不同，新型口服抗凝药无须定期检测凝血指标(INR 值)。这意味着患者不必频繁前往医院或诊所进行监测，让服药更方便。

③剂量稳定：新型口服抗凝药通常不需要频繁调整剂量，减少了患者因剂量变化而引起的不适。

④较少与食物和药物产生相互作用：与华法林相比，新型口服抗凝药对食物和其他药物的相互作用较少，使患者在日常生活中更为方便。

⑤减少出血风险：虽然所有抗凝药物都会增加出血的风险，但相对于华法林，新型口服抗凝药的出血风险更低。

2. 什么患者适合使用新型口服抗凝药？

新型口服抗凝药已广泛用于非瓣膜性心房颤动的血栓栓塞预防以及深静脉血栓或肺栓塞的预防与治疗。所以，新型口服抗凝药可是房颤患者的好朋友哦！那么，哪些房颤患者需要使用新型口服抗凝药呢？具体可参照中高危因素表，如表6-4所示。

表6-4　中高危因素表

高危因素	中危因素
中风病史、短暂脑缺血发作、栓塞	年龄≥75 岁、高血压、充血性心衰（LVEF≤35%）、糖尿病

对于高危因素，患者具备其中任何1种即必须进行抗凝治疗，对于中危因素，患者具备其中任何1种及以上即要考虑进行抗凝治疗。无论是高危因素还是中危因素，我们都提倡在权衡出血风险的情况下选择抗凝，只不过对比高危"几乎一定要抗凝"，中危可在更加仔细地平衡出血风险及患者意愿等各种情况综合考虑后决定。

有适合就有不适合，有以下任何一种情况的患者禁忌使用新型口服抗凝药：

①对新型口服抗凝药过敏的患者。

②具有大出血显著风险的病灶或病情，如目前或近期患有胃肠道溃疡，或是患有出血风险较高的恶性肿瘤等。

③伴有凝血功能异常和临床相关出血风险的严重肝硬化患者。

④正在服用其他抗凝药的患者。

⑤妊娠或哺乳期妇女。

3. 如何正确服用新型口服抗凝药？

新型口服抗凝药物持续时间短，起效快，失效也快，需要严格按照医嘱服药，避免遗漏，不能自行改变剂量，其服用注意事项如表6-5所示。

表6-5　新型口服抗凝药服用注意事项

药名	剂型	注意事项
达比加群酯	75 mg；110 mg；150 mg	需整粒吞服，胶囊不可掰开服用，餐时或餐后即刻服用，用足量水（100 ml 以上）送服，服药后保持直立或坐位30分钟以上，以降低烧心和胃部不适的可能性

续表 6-5

药名	剂型	注意事项
利伐沙班	10 mg；15 mg；20 mg	10 mg 可与食物同服，也可单独服用；15 mg 或 20 mg 片剂应与食物同服
艾多沙班	15 mg；30 mg	可与食物同服，也可单独使用。可以碾碎与液体混合后口服或者用于鼻饲患者
阿哌沙班	2.5 mg	可与食物同服，也可单独使用。可以碾碎与液体混合后口服或者用于鼻饲患者

4.漏服药或剂量错误怎么办?

(1)漏服。

如果患者突然发现自己今天忘了吃药或者药物吃重复了，又或者完全记不起来今天是否吃过药了，不要担心，可以对照您的服药频率，按以下规则补服或停服药物。

服药频率一日一次：漏服≤12 小时，补服，之后按原计划服用。

漏服>12 小时，无须补服，按原计划服下一次药。

服药频率一日两次：漏服≤6 小时，补服，之后按原计划服用。

漏服>6 小时，无须补服，按原计划服下一次药。

(2)重复服药。

服药频率一日一次：次日停服一次，之后按原计划服用。

服药频率一日两次：下一次停服，之后按原计划服用。

(3)忘了是否吃过。

服药频率一日一次：服用当日剂量，次日按原计划服用。

服药频率一日两次：停用当日剂量，次日按原计划服用。

5.新型口服抗凝药有哪些不良反应?

新型口服抗凝药最主要的不良反应是出血。如果患者在用药中出现出血的现象，不必惊慌，可以对照表6-6进行相应的处理。

表6-6　新型口服抗凝药出血处理

	轻微出血	严重出血
表现	牙龈出血 皮肤瘀斑 轻微鼻出血 月经时间轻微延长	刷牙或割伤时出血不止 皮肤瘀斑范围扩大 呕血或咯血 小便呈红色或深褐色 大便呈红色或黑色柏油样 严重头痛(提示颅内出血) 胃痛 月经过多 任何其他可见活动性出血等
处理	不需紧张 停药一次或两次即可缓解 如无缓解,须就诊咨询	立即停药就诊 采取相应支持措施

新型口服抗凝药的半衰期比较短,因此出血时停药是最好的处理方法,而服用新型口服抗凝药的患者也应在接受治疗后1个月及此后每3个月随访一次,以保证用药的有效性和安全性。

6. 新型口服抗凝药可不可以与其他药物同时服用呢?

服用新型口服抗凝药时,应避免与华法林、阿司匹林及非甾体类抗炎药物(如布洛芬等)同时服用,以免增加出血风险。但某些特殊情况下(如植入心脏冠状动脉支架后),可以同时服阿司匹林或氯吡格雷。如果需要服用其他药物,或开始服用中药或非处方药如止疼药或止咳药等,应在用药前咨询医生,确认不影响抗凝作用后,方可服用。

7. 服药期间能拔牙或进行外科手术吗?

如果患者正在服用新型口服抗凝药,需要做可能会增加出血的检查或有创伤操作或手术时,应该提前向医生说明正在使用抗凝药。医生会在评估出血风险后建议是否停药,患者不要自行停药,不恰当的停药会导致抗凝治疗不足,发生血栓事件。

8. 房颤患者要终身服药吗?

导管消融术后如果没有房颤发作,且多次动态心电图检查均为正常的窦性心律,有些患者在术后服用3个月的抗凝药后可以考虑停药,但值得特别注意的是,是否能停药是医生根据患者的自身情况和脑卒中风险来决策,切勿擅自停药。对于血栓栓塞危险高的患者(如有栓塞史,合并高血压、糖尿病、心力衰竭,年龄超过75岁),一般需要继续服药,停用新型口服抗凝药前应咨询医生。

9. 服用新型口服抗凝药期间可以长途旅行吗?

当然可以! 新型口服抗凝药并不是旅行的羁绊, 但是在旅行之前应与医生做好核对工作, 确保旅行途中带齐所有药品, 避免药物漏服。

10. 服用新型口服抗凝药期间需要监测哪些指标?

用药前, 医生会进行肾功能、肝功能、出血风险等方面的评估, 以便合适地选择药物及其剂量, 而如正在服用新型口服抗凝药, 应定期常规监测肾功能变化, 以便医生全面评估病情, 确定下一步治疗策略, 监测的频率取决于自身的肾功能水平。肾功能正常的患者需要至少一年检查一次, 肾功能损伤者则需更加密切地监测, 如果患者处于慢性肾功能不全Ⅲ期, 需要每半年监测一次, 如果患者处于慢性肾功能不全Ⅳ期, 则需要每季度监测一次。

【一图解惑】

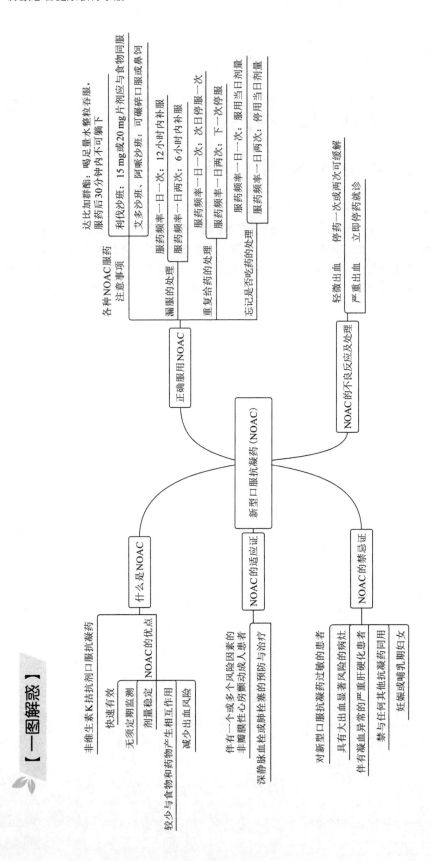

新型口服抗凝药（NOAC）

什么是NOAC
- 非维生素K拮抗剂口服抗凝药
- NOAC的优点
  - 快速有效
  - 无须定期监测
  - 剂量稳定
  - 减少出血风险
  - 较少与食物和药物产生相互作用

NOAC的适应证
- 伴有一个或多个风险因素的非瓣膜性心房颤动成人患者
- 深静脉血栓或肺栓塞的预防与治疗

NOAC的禁忌证
- 对新型口服抗凝药过敏的患者
- 具有大出血显著风险的病灶
- 伴有凝血异常的严重肝硬化患者
- 禁与任何其他抗凝药同用
- 妊娠或哺乳期妇女

正确服用NOAC
- 各种NOAC服药注意事项
  - 达比加群酯：喝足量水整粒吞服，服药后30分钟内不可躺下
  - 利伐沙班：15 mg或20 mg片剂应与食物同服
  - 艾多沙班、阿哌沙班：可嚼碎口服或鼻饲
- 服药频率一日一次：12小时内补服
- 服药频率一日两次：6小时内补服
- 漏服的处理
- 重复给药的处理
  - 服药频率一日一次：次日停服一次
  - 服药频率一日两次：下一次停服
- 忘记是否吃药的处理
  - 服药频率一日一次：服用当日剂量
  - 服药频率一日两次：停用当日剂量

NOAC的不良反应及处理
- 轻微出血　停药一次或两次可缓解
- 严重出血　立即停药就诊

第六节　房颤患者防卒中双保险：左心耳封堵术和

房颤一站式介入手术

【知识速览】

　　在两房两室的心脏"豪宅"上，有一个小小的杂物间——左心耳，左心耳像一个耳朵形状的口袋一样突出于左心房，如图 6-10 所示。患有房颤时，心脏的指挥官不再是窦房结，心房的异位节律点就像调皮不听指令的小朋友一样各自活动，不再传递规律的电活动指令。相应地，心室也会出现没有规律的活动。这个时候，心房方寸大乱，无法将心房内的血液有效泵出到心室，血液只能滞留在心房和左心耳内，极易形成血栓。

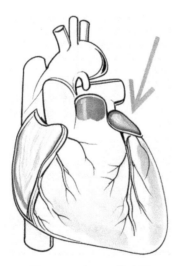

图 6-10　左心耳的位置

　　此时的左心耳，不再是温馨的港湾，而是变成血栓收集器——一颗随时可能被引爆的定时炸弹，尤其是非瓣膜性房颤患者，90% 的血栓都来源于左心耳，左心耳内的血栓如图 6-11 所示。这些血栓脱落后，一路漂洋过海，通过左心耳到左心房，再到左心室，最后通过血管大通路——主动脉流出，可能会到达人体活动的最高指挥中心——大脑。血栓挺进大脑血管，就可能造成脑卒中，如图 6-12 所示；挺进冠状动脉，就会造成心肌梗死。

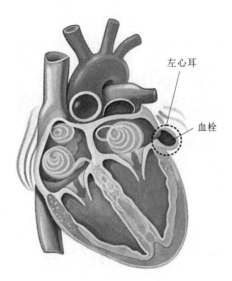

图 6-11　左心耳内的血栓

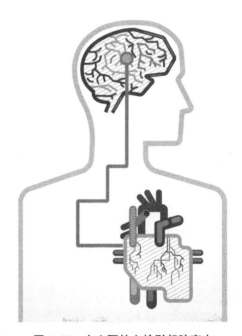

图 6-12　左心耳的血栓引起脑卒中

　　使用抗凝药物来预防血栓固然是房颤预防脑卒中的教科书式治疗方式，但随之带来的一系列问题，如高出血风险、肝功能损害、肾功能损害、各种生活中的限制、定期的血液检查以及长期且高昂的治疗费用，也使得抗凝治疗的道路布满荆棘。有些患者甚至根本无法耐受抗凝治疗。那么，还能用其他方式解决左心耳这个小房间的血栓吗？我们还能做什么？

　　既然房间里容易产生血栓，那么我们可以尝试将这个房间关起来，不再有血液在左心耳内游荡，就可能降低血栓产生的风险，这就是医学上说的经导管左心耳封堵术（transcatheter left atrial appendage occlusion，LAAO）。

【你问我答小课堂】

1. 什么是经导管左心耳封堵术?

既然左心耳这个房间是形成血栓的重灾区,那不如索性来一招釜底抽薪,关上这个房间的门,还会害怕血栓的形成吗?这就是一招釜底抽薪的妙计——经导管左心耳封堵术,如图6-13所示。经导管左心耳封堵术是一种通过在房颤患者的左心耳内植入封堵器,以预防房颤相关的栓塞性事件的治疗方法。

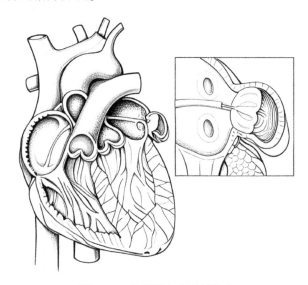

图6-13 经导管左心耳封堵术

2. 左心耳封堵术如何进行?

左心耳在心脏活动中存在感较低,但对于房颤患者而言,它是一个容纳血栓的危险分子收集器,需要高度关注。随着医疗技术的不断发展,左心耳封堵术的技术已经非常成熟了。究竟怎么做这个手术呢?

首先,医生会在手术之前进行一系列的检查。护士会为我们抽血化验血常规、尿常规、大便常规、肝肾功能、凝血指标等,有些还需要进行造影剂过敏检查,这样有助于医生全面了解我们的身体状态是否适合进行手术。

超声影像的医生会为我们进行心脏超声检查,确定左心耳和左心房内有没有血栓、测量左心耳的大小、评估左心耳的形态,这样做可以便于医生评估手术难度,选择合适的封堵器型号,如图6-14所示。

如果左心耳内已经有血栓形成,则不能马上开展手术,要继续进行抗凝治疗,三个月后再视情况而定。

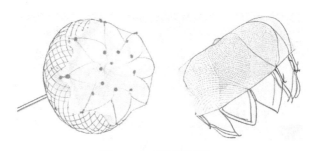

图 6-14　封堵器型号

在进行充分的术前准备后，左心耳封堵术正式开始。医生会使用专门的导管穿刺大腿的股静脉，这根导管会一路翻山越岭，穿过大半个身体，来到心脏的左心耳。导管到达左心耳后，在充分评估左心耳内情况和患者的情况后，会慢慢释放左心耳封堵器。释放封堵器成功后，医生会退出导丝，留下封堵器在体内。随着时间的推移，心脏的组织会渐渐在封堵器上面安营扎寨，慢慢生长。此时封堵器会逐渐内皮化，永久地封堵左心耳，像守门神一样的封堵器如图 6-15 所示。

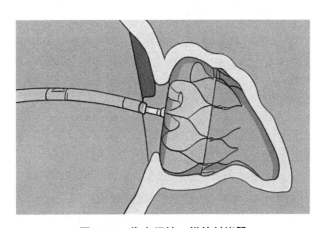

图 6-15　像守门神一样的封堵器

3. 左心耳封堵术后患者需要注意什么?

术后患者需要根据医生的医嘱按时服药，一周以内不要提重物，45 天内不要剧烈运动，必须要低盐低脂清淡饮食。术后 45 天，患者需要去医院复查心脏超声，医生会根据各项检查的情况确定抗凝药物停止的时间。

4. 左心耳封堵术这么好，任何人都可以做吗?

并非如此！一般来说，要想进行左心耳封堵术，必须满足以下几个条件：
①CHA$_2$DS$_2$-VAS$_c$ 评分≥2 分(女性≥3 分)的非瓣膜性房颤患者。
②不适合长期进行规范的抗凝治疗。

③虽然可以进行长期规范的抗凝治疗，但效果并不理想，仍发生血栓栓塞事件。

④HAS-BLED 评分≥3 分。

这又是为什么呢？

首先，我们需要了解一下什么是非瓣膜性房颤。这得先搞清楚什么是瓣膜性房颤，简单来说，除了瓣膜性房颤之外的房颤类型都称为非瓣膜性房颤。

在进行经导管左心耳封堵术的临床试验时，医生就排除了所谓的瓣膜性房颤患者，这些患者除了房颤之外还伴有二尖瓣狭窄或者做过机械瓣手术，这就意味着他们本身就具有超级高的血栓风险，血栓栓塞的发病机制也与其他类型的房颤存在很大的不同。即使没有房颤，这些患者仍然存在很高的血栓风险，如果同时患有房颤，就让这种情况雪上加霜，这种危险性使得医生在试验初期就将这类患者排除在外。

除此之外，如果发现患者左心房或者左心耳已经产生了血栓，再做封堵也是不合适的，因为这个操作过程也许会使得血栓脱落，增加栓塞的风险。自身基础条件不好，如心功能太差的患者(EF 值>30%或心功能Ⅳ级)以及左心耳太大或结构复杂的患者也与封堵术无缘。

5. 左心耳封堵术后，还需要进行抗凝治疗吗？

左心耳封堵术可以有效地预防脑卒中的发生，减少抗凝药物出血的风险，但并不是说术后就可以一劳永逸，在一定时期内，还是需要进行抗凝治疗。这个时候抗凝治疗的目的，就变成了预防封堵器表面血栓，等到机体的内皮完全包裹住封堵器、实现内皮化就可以达到相对稳定的状态。

6. 什么是房颤一站式介入手术？

房颤患者一方面饱受房颤心率的折磨，一方面要时刻担忧血栓的风险，有没有方法可以一次解决这两大难题呢？有！这就是房颤一站式介入手术。

所谓"一站式"，就是一次解决两个难题，将我们之前提到的房颤射频消融术和左心耳封堵术一起完成，这种导管消融联合左心耳封堵一站式治疗心房颤动可以说是走在时代前沿的治疗方法。科学家们通过研究发现，这种一次做好两件事的方法能够使得患者的左心室容积明显缩小。

7. 为什么要进行房颤一站式介入手术？

房颤导管消融能够控制房颤心率，缓解房颤引起的各种症状，提高我们的生活质量。左心耳封堵对脑卒中的预防功不可没。为什么会将这两种手术联系在一起呢？

原来，在导管消融和左心耳封堵手术中，有一些操作步骤是一样的，例如股静脉入路穿刺和房间隔的穿刺。既然殊途同归，医生们就开始设想，能不能一次性将两个手术都完成、尽一切可能减轻患者的痛苦呢？结果发现这样一次解决两个问题确实可行，因此，"一站式"的房颤导管消融联合左心耳封堵手术应运而生。

【一图解惑】

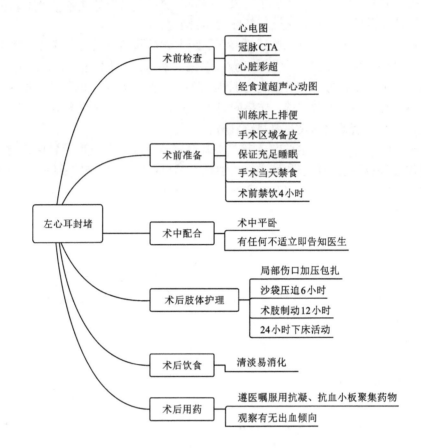

第七章

房颤患者危险因素的
自我管理

第一节　房颤合并冠心病——加倍照顾你的心

【知识速览】

冠心病合并房颤是一种常见的心血管疾病组合，其发病率逐年增加。冠心病是一种心脏供血不足的病症，常表现为冠状动脉狭窄或堵塞引起的心肌缺血或心肌梗死。而房颤是一种心律失常，指心房规则有序的电活动丧失，代之以快速无序的颤动波，是严重的心房电活动紊乱。房颤引起心脏收缩不规则，导致心脏泵血功能下降，发生血栓栓塞的风险也大大增加。冠心病作为最常见的心血管疾病之一，与房颤有许多共同的危险因素，如高血压、糖尿病、睡眠呼吸暂停、肥胖和吸烟等。

有数据显示，我国约有 32.4% 的房颤患者同时合并冠心病。这意味着在我国众多房颤患者中，有相当大比例的患者存在冠心病的风险，需要重视冠心病合并房颤的管理。

在临床中，冠心病合并房颤患者存在着更为复杂的治疗难题。由于两种疾病的特性以及并发症的影响，这类患者的血栓风险明显增加，治疗更加复杂。冠心病患者需要进行抗血小板治疗以减少心肌缺血事件，而血栓栓塞风险高的房颤患者则需要口服抗凝药物以降低脑卒中等血栓栓塞事件的发生率。针对冠心病合并房颤的患者，联合应用抗血小板和抗凝治疗可以有效减少心脑血管事件的发生，但同时也会增加出血的风险。深入了解房颤合并冠心病的自我管理及其关系是非常重要的。

【你问我答小课堂】

1. 房颤与冠心病有什么关系？

研究表明，房颤和冠心病虽然在医学上属于独立的疾病，但二者之间存在一定的内在联系。冠心病患者合并房颤或房颤患者合并冠心病的情况较为常见。房颤是一种老年性疾病，发病率随着年龄的增长而增加。

冠心病患者可能因心肌梗死导致左心室舒张功能下降，特别是在乳头肌受损后影响二尖瓣关闭的情况下，左心室舒张末压力增加，从而影响到左心房的压力，进而导致左心房扩大，形成房颤的促发因素。另外，冠心病患者常伴随高血压，高血压也可能间接引起左心室肥厚和舒张功能下降，造成左心房压力升高，从而导致房颤的发生。

因此，可以看出心功能不全和高血压是房颤发生的两个重要危险因素。尽管冠心病并非房颤的直接病因，但其与房颤之间存在着密切的病理生理学联系，冠心病可能通过多种途径间接导致房颤的发生。

2. 冠心病合并房颤患者要如何进行自我管理呢?

(1)关于药物治疗选择。

对于冠心病合并房颤的患者，抗血小板聚集和抗凝的药物需要根据个体情况进行合理选择和使用。根据患者的血栓风险和出血风险，治疗方案可分为三联疗法和双联疗法。

①三联疗法：即联用 1 种口服抗凝药物+2 种抗血小板药物，如口服抗凝药物的基础上联用阿司匹林和氯吡格雷。

②双联疗法：即联用 1 种口服抗凝药+1 种抗血小板药物，如口服抗凝药物的基础上联用氯吡格雷。

联合用药的目的是尽可能服用最少的药物，在有效预防血栓的同时，将出血风险降至最低。建议患者严格按医嘱服药，定期复查。在选用药物时，应充分了解每种药物的作用机制、不良反应以及禁忌证，以确保用药的安全性和有效性。

(2)保持积极健康的心态。

①精神和身体相互影响，建议患者保持积极健康的心态。

②同时患有心脏病和心理疾病者可能存在双心疾病，并相互诱发。在遵循治疗方案的同时，应重视心理健康，积极面对疾病、寻求心理支持是同样重要的。

③在规律服药的同时，培养积极健康的生活态度，保持适度锻炼、合理饮食，及时处理心理压力，更有利于疾病的控制和管理。

(3)生活方式调整与自我管理。

①合理饮食：饮食对冠心病合并房颤患者的管理至关重要。建议患者控制摄入胆固醇、饱和脂肪和盐分。增加蔬菜水果和全谷类食物的摄入，保持膳食均衡，有助于控制体重、降低血脂和血压，减少心血管事件的风险。

②适度运动：定期适量的运动有助于强化心肺功能，将体重和血压维持在正常范围内。但注意不要过度运动，以免加重心脏负担。建议选择适合自己情况的有氧运动，如太极拳、散步、游泳等。

③戒烟限酒：戒烟是控制冠心病合并房颤的重要一环。烟草中的尼古丁和其他成分会导致血管痉挛和心律失常，增加心血管疾病风险。同时，过量饮酒也会加重心脏负担，影响药物疗效，增加心血管事件的发生率。

④定期监测：冠心病合并房颤患者需定期监测心电图、血压、血脂和凝血功能等。根据监测结果及时调整治疗方案，保持病情稳定。

(4)应对紧急情况。

患者及其亲属需了解急性心脏事件的表现，掌握急救知识，做好突发情况的应对准备，如学习心肺复苏术等。在房颤合并冠心病患者的健康管理过程中，最终目标是通过规律的药物治疗和健康生活方式的调整，维持心脏健康、稳定疾病，并预防并发症的发生。

需要注意的是，每个患者的具体情况可能不同，因此在紧急情况下应根据患者的具体情况和医生的建议来制定应对措施。此外，在日常生活中，患者应规律服药、保持健康的生活方式，以预防紧急情况的发生。

 【一图解惑】

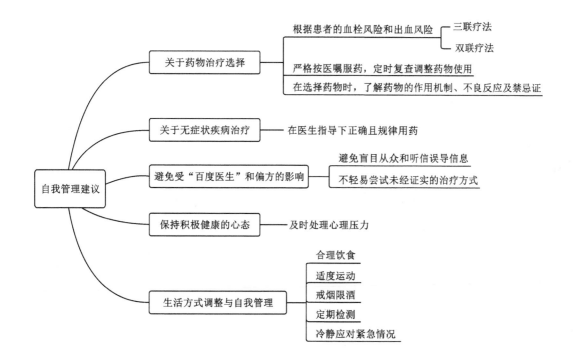

第二节　房颤合并高血压——正确打压攀高的血压

【知识速览】

房颤和高血压都是心内科的常见疾病。研究表明，有一半以上的房颤患者合并有高血压，高血压是房颤的一项非常重要的危险因素。

高血压不仅会明显增加房颤的发生风险，还会显著增加房颤患者发生中风等脑血管事件的风险。房颤合并高血压的危害具有叠加效应，可明显增加脑卒中、心力衰竭、肾功能异常和死亡的发生风险，致残率和致死率都非常高。特别是冬天一到，气温一低，"血管一慌"，就很容易进入到心脑血管的"危险季"。

【你问我答小课堂】

1. 房颤和高血压的关系是怎样的呢？

房颤最常见的一个危险因素就是高血压。当血压高时，心脏排血更费力，左心室储存的血就会多一点，压力也会大一点，导致心房压力增加，患者就容易得房颤。简单点说，高血压可以是房颤的源头，房颤也可以是高血压的一种疾病表现，房颤和高血压的关系非常密切，房颤和高血压的关系如图 7-1 所示。

即使血压处于正常血压的高值，也会促进房颤的发生。房颤的发生风险会随着收缩压的升高而增加。

2. 房颤和高血压会导致哪些心脑血管事件呢？

答案是脑卒中和心力衰竭。

脑卒中俗称中风，可分为缺血性脑卒中（脑梗死）和出血性脑卒中（脑出血），而房颤是发生脑梗死的一个重要危险因素。原因就是房颤合并高血压患者，容易在心房里形成血栓，血栓随着血液"游"到大脑的动脉血管里，造成脑血管的"交通阻塞"，从而引发脑梗。

此外，左心室和左心房长期"受压"，心脏遭受不住，心功能就会变差，从而出现心衰。

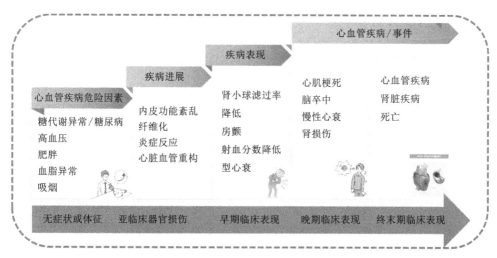

图 7-1　房颤和高血压的关系

并且血压越高，房颤发生脑梗死、脑出血和心衰等不良事件的风险也就越高。因此也就需要患者把血压控制好，这样才能减少心脏的压力，从而降低发生房颤的风险，降低脑卒中和心衰等不良事件的发生率。

3. 血压需要控制在多少比较合理呢?

我们已经知道高血压和房颤的关系密切，那么我们就要重视血压的控制。房颤合并高血压的患者，最合适的血压值是多少呢? 其实目前没有确切的答案，但有证据告诉我们，血压控制在 130/80 mmHg，是合并房颤的高血压患者的理想血压值。

但是在现实生活中，我们需要综合考虑患者的年龄、基础疾病、耐受性等多方面因素，将患者的血压控制在一个相对来说比较合理的范畴。老年高血压患者血压目标值如表 7-1 所示。

表 7-1　老年高血压患者血压目标值

老年人群	血压目标值
65~79 岁老年人	降压目标<140/90 mmHg 如可耐受，可降至<130/80 mmHg
≥80 岁老年人	降压目标<150/90 mmHg 如可耐受，可考虑更低的血压目标
合并心血管并发症或靶器官损害、心血管风险高危者	经老年综合评估(CGA)等评估后 在患者可耐受前提下可采取较严格的降压策略

续表 7-1

老年人群	血压目标值
合并多种共病或衰弱等老年综合征者	减压目标需个体化 合并衰弱患者收缩压目标<150 mmHg 应不<130 mmHg

4. 可以吃什么降压药呢?

如果房颤是快速心室率的房颤,同时伴有高血压,在降压药物选择中会优先选择 β 受体阻滞剂。β 受体阻滞剂是五大类常用降压药物中的一种,既能降低心率,又能降低血压。代表药物有美托洛尔、比索洛尔等洛尔类。

对于房颤合并高血压的患者,除了 β 受体阻滞剂以外,还可以选择钙拮抗剂、ACEI 类药物(卡托普利、培哚普利、贝那普利等普利类)和 ARB 类药物(缬沙坦、厄贝沙坦、氯沙坦等沙坦类),而且可以选择这些药物联合使用,如使用 β 受体阻滞剂药物的基础上同时使用钙拮抗剂、ACEI 类药物或者 ARB 类药物,这样做的目的是能够充分控制血压,同时改善病情。

当然具体如何选择还需要患者咨询医生,并遵守医嘱按时按量服用降压药物,每日监测血压和心率情况,如果有不舒服的情况,请及时就医。

5. 除了降压药,还需要吃什么药呢?

除了规律服用降压药物外,您还需要按照医嘱服用抗凝药物和抗心律失常药物。服用抗凝药物,可防止血栓形成,从而避免中风发生。同时服用抗心律失常的药物来控制心室率。

值得注意的是,服用抗凝药物期间您需要注意观察有无出血迹象,如牙龈出血、鼻出血、皮肤瘀青、大便带血或发黑、尿中带血等。还应避免针灸、艾灸、拔火罐、按摩等行为。避免磕碰,减少出血事件的发生。

服用抗心律失常药物期间,建议您学会自我监测脉搏或心率,发现异常时及时记录,并前往正规医院心血管科就诊。

6. 日常生活中饮食需要注意什么呢?

房颤合并高血压的患者,除了药物治疗之外,生活方式的调整也是非常重要的。

饮食方面的建议主要是低盐、低脂饮食,低盐饮食目前建议高血压患者每天盐的摄入量不超过 6 g(大概一个啤酒盖的量),低脂饮食是一个大的原则,实际上是希望保持合理的膳食结构,增加膳食纤维、蔬菜、水果的摄入量,减少肥肉等脂类食品的摄入,适当地摄入蛋白质和奶制品,如鸡蛋、鱼肉等。合理的膳食结构如图 7-2 所示。

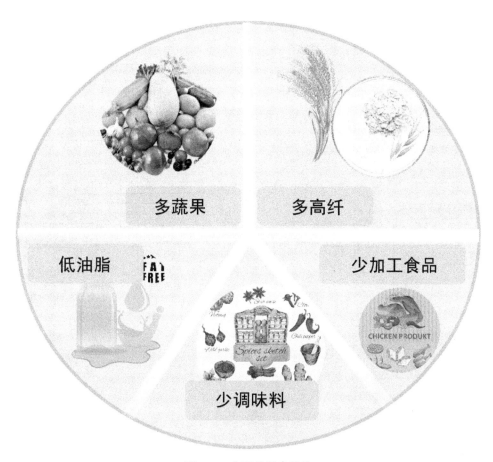

图 7-2　合理的膳食结构

7. 应该怎样进行运动呢?

房颤合并高血压的患者可以根据自身情况选择合适的能够长期坚持的运动方式。
①选择瑜伽、太极拳、八段锦等有氧运动。
②每次在运动前注意做好准备活动,不要在饭前或者饭后立刻进行运动。
③运动时,应从低强度向中等强度(能够微微出汗程度)过渡,不超过身体耐受范围。
④每周至少 3 次锻炼,每次最少持续 10 分钟,可以从既往的运动时长开始,逐渐增加至 30~60 分钟。

8. 除了饮食和运动,还应注意哪些呢?

伴有肥胖的患者需要减肥;建议戒烟戒酒;保证充足的睡眠,保持愉悦心情;尽可能学会检测并记录心率、脉率和血压,根据医嘱及自身实际情况定期去心内科门诊随诊。
总体来讲,良好的生活方式非常重要。

【一图解惑】

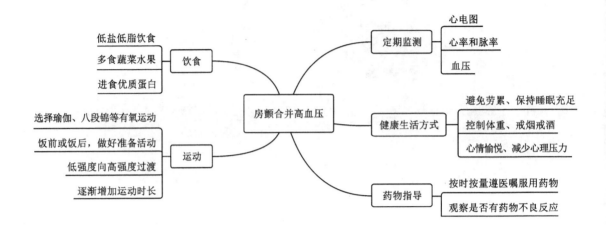

第三节 房颤合并糖尿病——不给心脏"甜蜜"的负担

【知识速览】

与一般人群相比，糖尿病患者更容易得房颤。与此同时，房颤合并糖尿病的患者与没有房颤的糖尿病患者相比，他们发生心脑血管事件的概率增加，并且死亡率更高，症状更严重，生活质量更低，并且更有可能出现持续性和永久性心房颤动。因此，房颤合并糖尿病的患者需要更积极的治疗策略。

在抗心律失常治疗方面，药物治疗对房颤合并糖尿病患者疗效可能较差，射频消融手术可能更有效。

【你问我答小课堂】

1. 房颤和糖尿病的关系是怎样的呢？

糖尿病是房颤发生的主要危险因素，随着全球人口老龄化的加剧，房颤和糖尿病的发病率在世界范围内不断增加。

而且在糖尿病患者中，男女发生房颤的概率均增加，没有性别差异，同时，血糖控制情况会影响糖尿病患者房颤的发生。

房颤发生的风险随着糖尿病病程进展逐渐增加，且房颤发生的风险与空腹血糖成"U"形关系，简单来说，就是持续的高血糖会增加房颤的发生风险，房颤与糖尿病的关系如图7-3所示。同时，低血糖也会导致房颤的发生风险增加。

2. 房颤合并糖尿病的抗凝治疗是怎样的呢？

预防脑卒中对于房颤患者来说至关重要，广泛应用于临床的血栓栓塞风险评估中即包括了糖尿病这个因素，糖尿病被认为是房颤患者发生各种血栓栓塞事件的已知独立危险因素。

我们已知，在抗凝治疗方面，新型口服抗凝药物有很多优势，糖尿病患者使用新型口服抗凝药物(如达比加群酯、利伐沙班等)与华法林相比会降低心血管死亡事件、颅内出血事

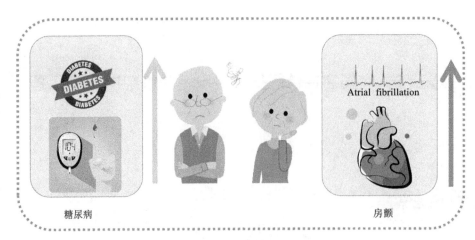

图 7-3　房颤与糖尿病的关系

件、脑卒中及全身性栓塞事件的发生率，因此，血栓栓塞评分 2 分及以上的糖尿病患者，使用新型口服抗凝药物可能有更高的安全性及有效性。

3. 房颤合并糖尿病的抗心律失常药物治疗又是怎么一回事呢？

研究表明，房颤合并糖尿病患者口服抗心律失常药物，转复窦性心律的成功率明显比非糖尿病患者要低，并且房颤合并糖尿病患者维持窦性心律的人数也低于那些非糖尿病患者。

血糖控制是药物复律的独立预测因素。同样，在一项研究中，发现糖尿病是房颤患者 30 天内转复失败的危险因素。

因此，糖尿病患者想使用药物达到转复以及维持窦性心律的目标，控制好血糖是重中之重。

4. 房颤合并糖尿病的介入治疗是否可取呢？

对有症状且药物治疗效果不太好的房颤患者，介入手术治疗是有效且成熟的选择。房颤合并糖尿病患者行导管消融手术与口服抗心律失常药物治疗相比，可以更好地控制房颤，减轻症状、降低重复住院率及提高生活质量。

糖尿病是否会导致患者射频消融术后房颤复发？对此目前仍存在争议，有研究认为，糖尿病和非糖尿病患者因房颤行射频消融术后，房颤复发率并无差异，但有研究者对 700 多名患者进行了平均 3 年的随访后发现，糖尿病是导管射频消融术后房颤复发的危险因素。还有研究者认为，在糖尿病患者和普通人群中导管消融的有效性及安全性并无明显差异，但血糖控制不好、糖化血红蛋白较高的糖尿病患者行射频消融术后，更容易复发房颤。

5. 房颤合并糖尿病的患者应如何控制体重？

首先，我们需要控制体重，超重或者肥胖的患者需要将 3 至 6 个月内减轻体重的 5%~

10%作为其减重目标。日常生活中，我们可以根据体重指数(body mass index，BMI)来判断我们体重是否达标，BMI 是用于衡量人体是否超重、肥胖或偏瘦的计算公式，计算方法和标准如图 7-4 所示。

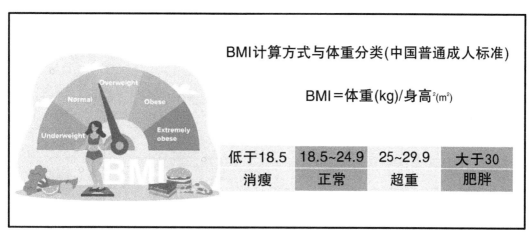

图 7-4　BMI 的计算方式

此外，消瘦者应通过合理的营养规划，使体重达到并维持在理想范围内。

6. 房颤合并糖尿病的患者血糖应控制在什么范围?

一般来说，我们建议糖尿病患者将空腹血糖控制 4.4~7.0 mmol/L，餐后两小时血糖控制在 10.0 mmol/L 以内，糖化血红蛋白控制在 7.0% 以下，具体如表 7-2 所示。当然，医生还是会结合患者的实际情况，如年龄、有无其他并发症等制订个性化方案。

表 7-2　糖尿病患者血糖控制范围

测量指标	目标值
毛细血管血糖/(mmol·L^{-1})	
空腹	4.4~7.0
非空腹	<10.0
糖化血红蛋白/(%)	<7.0
血压/(mmHg)	<130/80
总胆固醇/(mmol·L^{-1})	<4.5
高密度脂蛋白胆固醇/(mmol·L^{-1})	

续表 7-2

测量指标	目标值
男性	>1.0
女性	>1.3
三酰甘油/(mmol·L^{-1})	<1.7
低密度脂蛋白胆固醇/(mmol·L^{-1})	
未合并动脉粥样硬化性心血管疾病	<2.6
合并动脉粥样硬化性心血管疾病	<1.8
体重指数/(kg·m^{-2})	<24.0

7. 房颤合并糖尿病的患者在饮食方面应该注意什么呢?

众所周知,饮食治疗是糖尿病最基本、最重要的治疗方法之一。房颤合并糖尿病患者需要坚持低盐、低脂、低糖饮食,追求营养均衡,控制食物热量,保持能量平衡。

这需要我们减少对碳水化合物(白米饭、面食、蛋糕、饼干等)和含糖饮料的摄入,鼓励用谷物或者杂豆代替 1/3 的主食(白米饭、面食等),提倡食用含糖量低的食物。并且,我们需要少吃煎炸食物,宜采用清蒸、白灼、煮等烹饪方法。我们可以多吃含糖低的新鲜蔬菜,能生吃的尽量生吃,这样可以保证维生素的充分吸收。

此外,对于有肾功能损伤的患者,我们需要限制主食、豆类及豆制品中的植物蛋白,以优质动物蛋白为主。

目前,糖尿病饮食领域引入了一个新的概念——食物血糖生成指数(GI),用于帮助糖尿病患者更有效地控制血糖。世界卫生组织和联合国粮农组织向人们尤其是糖尿病患者推荐参照食物生成指数表,合理选择食物,控制饮食。食物血糖生成指数是指某种食物升高血糖效应与标准食品(通常为葡萄糖)升高血糖效应的比值。听起来有点复杂,我们可以简单地理解为 GI 就是食物引起我们血糖升高的能力,食物的 GI 越高表示这个食物引起血糖升高的能力也就越高。高 GI 的食物,进入胃肠后消化快、吸收率高,葡萄糖释放快,葡萄糖进入血液后峰值高,也就是血糖升得高;低 GI 食物,在胃肠中停留时间长,吸收率低,葡萄糖释放缓慢,葡萄糖进入血液后的峰值低、下降速度也慢,简单说就是血糖比较低。因此,糖尿病患者可以根据食物血糖生成指数,合理安排饮食搭配,有助于调节和控制血糖。一般来说,只要一半的食物从高血糖生成指数替换成低血糖生成指数,就能获得显著改善血糖的效果。

在日常生活中,豆类、乳类、坚果、茎类蔬菜等属于较低血糖生成食物,但食物血糖生成指数受食物加工过程等多方面因素的影响,如粥煮的时间越长血糖生成指数越高。有时候"懒"一点更容易降低血糖生成指数,比如粗粮不要细作、蔬菜不要切、豆类不要磨碎等,这些饮食习惯上的"小窍门"都能大大降低血糖生成指数。各类常见食品血糖生成指数如表7-3所示。

表7-3　各类常见食品血糖生成指数

食物分类		食品名称	血糖生成指数（GI）
谷类及谷类制品	整谷粒	小麦、大麦、黑麦、荞麦、黑米、莜麦、燕麦、青稞、玉米	低
	谷麸	稻麸、燕麦麸、青稞麸	低
	米饭	糙米饭	中
		大米饭、糯米饭、速食米饭	高
	粥	玉米粒粥、燕麦片粥	低
		小米粥	中
		即食大米粥	高
	馒头	白面馒头	高
	面（粉）条	强化蛋白面条、加鸡蛋面条 硬质小麦面条、通心面、意大利面、乌冬面	低
		全麦面、黄豆挂面、荞麦面条、玉米面粗粉	中
	饼	玉米饼、薄煎饼	低
		印度卷饼、比萨饼（含乳酪）	中
		烙饼、米饼	高
方便食品	面包	黑麦粒面包、大麦粒面包、小麦粒面包	低
		全麦面包、大麦面包、燕麦面包、高纤面包	中
		白面包	高
	饼干	燕麦粗粉饼干、牛奶香脆饼干	低
		小麦饼干、油酥脆饼干	中
		苏打饼干、华夫饼干、膨化薄脆饼干	高

续表 7-3

食物分类	食品名称	血糖生成指数（GI）
薯类、淀粉及其制品	山药、雪魔芋、芋头(蒸)、山芋、土豆粉条、藕粉、苕粉、豌豆粉丝	低
	土豆(煮、蒸、烤)、土豆片(油炸)	中
	土豆泥、红薯(煮)	高
豆类及制品	黄豆、黑豆、青豆、绿豆、蚕豆、鹰嘴豆、芸豆	低
	豆腐、豆腐干	低
蔬菜	芦笋、花菜、西兰花、芹菜、黄瓜、茄子、莴笋、生菜、青椒、番茄、菠菜	低
	甜菜	中
	南瓜	高
水果及其制品	苹果、梨、桃、李子、樱桃、葡萄、猕猴桃、柑橘、芒果、芭蕉、香蕉、草莓	低
	菠萝、哈密瓜、水果罐头(如桃、杏)、葡萄干	中
	西瓜	高
乳及乳制品	牛奶、奶粉、酸奶、酸乳酪	低
坚果、种子	花生、腰果	低
糖果类	巧克力、乳糖	低
	葡萄糖、麦芽糖、白糖、蜂蜜、胶质软糖	高

8. 房颤合并糖尿病的患者应该怎么做运动呢？

我们可以选择中低强度的有氧运动，而不宜进行无氧运动。有氧运动是一种有节奏、连续性的运动。简单来说，低强度、能长时间进行的运动基本都是有氧运动，如快走、慢跑、骑自行车、打太极、八段锦等。有氧运动需要大量地呼吸空气，对心肺是很好的锻炼。有氧运动和无氧运动的区别如图 7-5 所示。

一般来说，我们会在饭后 1~2 小时左右开始进行运动，不要在饭前或者饭后立刻进行运动，每次运动前注意做好准备活动。我们可以从低强度向高强度运动逐渐过渡，根据自身感觉来掌握运动强度，以周身发热、出汗但不是大汗淋漓为宜。我们尽量做到每周至少 5 次，每次运动最少持续 10 分钟，可以从既往习惯的运动时长开始，逐渐增加至 30~60 分钟。

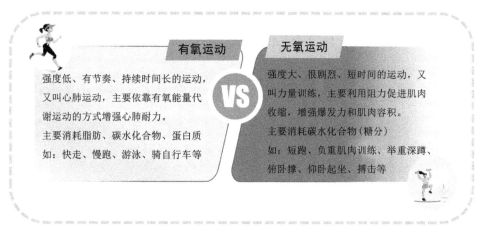

图 7-5 有氧运动和无氧运动

9. 房颤合并糖尿病的患者其他还要注意什么呢?

日常生活中,我们需要做到戒烟戒酒,减少饮用浓茶和咖啡,学会监测脉率和心率,日常记录血糖情况,定期复查糖化血红蛋白等。

除此之外,我们还需要保持良好的生活方式,坚持规律的作息,不熬夜,保持愉悦心情,减少心理压力,跟烦恼说拜拜。

最后,我们需要遵照医嘱,按时服药,定期到医院复查,不适随诊。

【一图解惑】

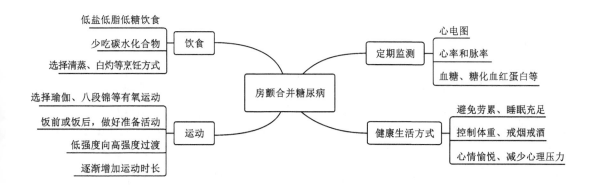

第四节　房颤合并甲亢—— 多措并举管理好

【知识速览】

房颤合并甲亢是一种常见的临床情况。房颤是一种常见的心律失常，其特征是心房电活动紊乱。甲亢则是由于甲状腺合成释放过多的甲状腺激素，导致机体代谢亢进和交感神经兴奋，出现一系列症状，如心悸、怕热出汗、体重减轻等。在临床实践中，甲亢患者合并房颤的情况较为常见，占房颤总数的 10%～30%。特别是年龄较大的甲亢患者，房颤并发风险更高，使其容易出现心脏功能障碍。

研究表明，甲亢患者出现房颤的危险性是正常人的 5 倍。甲亢所致的高代谢状态与房颤的不正常心跳形成恶性循环，增加了患者患中风、心力衰竭等并发症的风险，因此如何有效地管理房颤合并甲亢成为当前临床关注的焦点之一。

【你问我答小课堂】

1.甲亢与房颤有什么关系?

甲亢时高水平的甲状腺激素会对心脏产生直接影响。首先，高水平的甲状腺激素会导致心房肌细胞动作电位时程及有效不应期缩短，这种改变容易导致心房内出现较多细小的折返环，成为诱发房颤的电生理学基础之一。此外，高水平的甲状腺激素还会促使心房局部血管紧张素 Ⅱ 含量增加，引发心房肌肥大和结构重构的变化，为房颤的发生创造了有利条件。同时，甲状腺激素的作用还会导致心肌 β 受体数量增加，使得心房对于交感神经系统的反应性和敏感性增加，进一步加剧了房颤的危险性。因此，甲亢对于心房电重构、结构重构和自主神经重构的影响，都是导致房颤发生的重要原因。

在临床实践中，甲亢患者出现房颤的情况非常普遍。当甲状腺激素合成、分泌过多时，会导致多种生理功能障碍，如血糖升高、神经系统兴奋性增强、心肌收缩力加强以及心率加快等。这些因素的叠加作用可能会引发房颤。因此，对于甲亢患者发生房颤的风险与症状严重程度之间存在的密切关联，我们需要特别重视和加以管理。

2.房颤合并甲亢患者要如何进行自我管理？有哪些注意事项？

(1)关于药物治疗选择。

房颤合并甲亢的治疗一般包括药物治疗和非药物治疗两个方面。对于药物治疗，选择适合的药物是非常重要的。常见的药物治疗方式包括使用抗心律失常药物和抗甲状腺药物。

①抗心律失常药物：对于房颤合并甲亢患者，选择适当的抗心律失常药物可以控制心房颤动并恢复正常的心律。一些常用的抗心律失常药物包括 β 受体阻滞剂、钙拮抗剂和心房颤动转复剂等。在选择药物时，需要根据患者的具体情况确定，例如患者的年龄、合并疾病、临床症状等。

②抗甲状腺药物：对于甲亢合并房颤的患者，选择适当的抗甲状腺药物可以调节甲状腺激素水平，减少心房颤动的发生。常用的抗甲状腺药物包括硫脲类药物和甲状腺激素合成抑制剂。在使用抗甲状腺药物时，需要定期监测患者的甲状腺激素水平，并根据监测结果调整药物剂量。

(2)保持积极的心态。

房颤合并甲亢患者在治疗过程中需要保持积极的心态。房颤合并甲亢的治疗是一个较长的过程，需要坚持长期药物治疗和定期复诊。患者需要理解治疗的重要性，并与医生密切合作。同时，患者还需要积极调整自己的心态，保持良好的心理状态，减轻焦虑和压力，以促进治疗效果的提高。

(3)生活方式调整与自我管理。

房颤合并甲亢患者在日常生活中可以采取一些措施来改善自身状况，减少房颤发作的风险。具体措施包括：

①饮食调整：患者应注意控制摄入含咖啡因和刺激性食物的量，如咖啡、浓茶、巧克力等，以减少心悸和房颤的发生。此外，推荐多摄入富含镁、钾、维生素 C 和维生素 D 的食物，如坚果、绿叶蔬菜、水果和鱼类，有助于保持心脏健康和稳定心律。

②适度运动：适当的运动对于房颤合并甲亢患者来说很重要，可以增强心肺功能，维持心脏健康。建议患者每天进行适度的有氧运动，如散步、游泳、瑜伽等，有助于促进血液循环和降低心率，但需注意避免剧烈运动和过度劳累。

③规律作息：保持良好的作息规律对于患者的康复非常重要。患者应保证充足的睡眠时间，避免熬夜和睡眠不足，以减轻心脏负担和平稳情绪。建议患者在睡前放松身心，营造一个安静舒适的睡眠环境，以提高睡眠质量。

④心理疏导：患者可以通过学习一些放松的技巧，如深呼吸、冥想或听音乐等，来减轻焦虑和压力，保持内心的平静与安宁。此外，建议患者与家人、朋友或心理咨询师交流，释放内心的情绪和压力，获得支持和理解，有利于调整心态和应对挑战。

(4)应急处理与紧急就医。

房颤合并甲亢患者在日常生活中可能会出现心悸、胸闷、眩晕等急性症状，需要掌握应急处理方法并在必要时就医。具体措施包括：

①应急药物配备：患者可在医生指导下准备一些常用的应急药物，如抗心律失常的紧急药物。在发作急症时，及时服用这些药物可以帮助控制症状和降低急性风险，但需谨慎使

用，并遵医嘱调整剂量。

②急救技能学习：房颤有导致脑卒中的风险，建议患者及其亲属掌握脑卒中的表现：突然出现口角歪斜、肢体不能抬起或言语不清等。患者一旦出现上述症状，应立即拨打急救电话，并协助患者卧床休息，头偏向一侧，如有呕吐，应及时清理呕吐物，务必保持呼吸道的通畅。

③紧急联系方式：患者应将家庭医生、急救中心等紧急联系方式做好备案，并告知家人或亲友。在紧急情况下，及时拨打急救电话或联系医疗机构，寻求专业医疗帮助，以确保得到及时有效的救治。

④紧急情况记录：患者可以建立紧急情况记录表，包括个人基本信息、紧急联系人、常规用药清单、过敏史等重要信息。在紧急就医时，提供完整准确的个人信息和病史资料有助于医生迅速作出诊疗决策。

在房颤合并甲亢患者的健康管理过程中，患者需要通过正确的药物治疗选择、积极的心态保持、生活方式调整与自我管理以及应急处理与紧急就医的措施来有效管理疾病，提高生活质量并减少并发症的风险。通过合理的治疗方案和健康管理，患者可以更好地控制病情，恢复健康。希望每位患者能够在医生和家人的支持下，坚定地走好治疗和康复的每一步，度过健康、快乐的每一天。

【一图解惑】

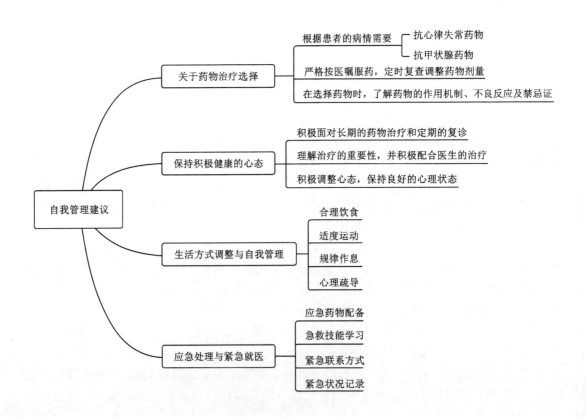

第五节 房颤合并睡眠呼吸暂停综合征
—— 不可小视睡眠呼吸暂停综合征

【知识速览】

睡眠呼吸暂停综合征(SAHS)是一种在睡眠时频繁出现呼吸暂停或呼吸不足导致低氧血症和睡眠障碍的综合征，主要临床表现为睡眠打鼾伴呼吸暂停及日间嗜睡、疲乏、记忆力下降。其中，阻塞性睡眠呼吸暂停综合征(OSAHS)是最为常见的类型，占比 90% 以上；其次为中枢性睡眠呼吸暂停综合征(CSAHS)，而混合性睡眠呼吸暂停综合征(MSAHS)在成人中相对较少见。

睡眠呼吸暂停综合征就像是一位"隐形杀手"，悄无声息地增加了房颤发作的危险。研究显示，这种综合征会使房颤的患病风险提高 71%，且随着病情恶化，这一数字可能继续上升。失眠、夜间睡眠中断、经常值夜班、睡眠时间过长(超过 8 小时)或过短(不足 6 小时)都会增加房颤发生的风险。因此，房颤合并睡眠呼吸暂停综合征患者的自我管理显得尤为重要，尤其是 OSAHS 患者的自我管理。

【你问我答小课堂】

1. OSAHS 是什么？

OSAHS 是一种常见的睡眠障碍性疾病，主要发病人群是肥胖的中年人，特征为睡眠期间频繁出现上气道阻塞，导致呼吸暂停或低通气。患者可能在睡眠中出现多次呼吸暂停，造成血氧饱和度下降，进而影响睡眠质量和白天的生活质量。OSAHS 的症状包括夜间打鼾、频繁醒来、白天嗜睡、头痛等表现，对患者的生活和健康造成明显影响。

2. OSAHS 导致房颤的原因是什么？

OSAHS 导致房颤的作用机制主要是 OSAHS 引起的频繁的呼吸暂停或低通气导致患者血

氧饱和度下降，从而影响心脏的正常功能。这些呼吸事件会导致交感神经系统的活跃，引起心血管系统的应激反应，包括心率加快、血压升高等。长期下来，这种慢性缺氧状态会对心脏和血管造成负面影响，增加心律失常的风险，包括房颤的发生。此外，OSAHS 也会导致体内炎症反应增加，促进动脉粥样硬化的形成，进一步加剧心血管疾病的发展，加重房颤的病情。

3. 房颤合并睡眠呼吸暂停综合征患者要如何进行自我管理？

（1）睡眠时长。

正常的睡眠结构周期被细分为两个主要阶段，即非快速眼动睡眠（NREM）和快速眼动睡眠（REM）。这两个阶段相互交替，每一个完整的 NREM 和 REM 循环构成了一个完整的睡眠周期。在一个充实的夜晚里，通常会经历 4~5 个这样的周期，每个周期的持续时间为 90~110 分钟。

最近的研究发现，对于那些房颤合并睡眠呼吸暂停综合征的患者来说，保持适当的睡眠时长尤为重要。无论是睡眠时间过长还是过短，都可能对身体健康产生负面影响。因此，在不同年龄段的人群中，合理规划睡眠时长显得尤为关键。

人们所处的年龄段不同，对于睡眠时长的需求也有所差异。婴儿的睡眠需求为每天 18~20 小时，这对他们的健康发育至关重要。幼儿需要每天 9~12 小时的充足睡眠来支撑他们日间的活动与学习。学龄儿童则需要每天 9~10 小时的睡眠来保持良好的精力和学习能力。18~64 岁的成年人的睡眠需求为每天 7~9 小时，确保他们拥有良好的体力和心理状态。至于老年人，每天 6~8 小时的睡眠时间足以满足他们的睡眠需求。不同年龄段每天睡眠时长需求如表 7-4 所示。

表 7-4 不同年龄段每天睡眠时长需求

年龄段	睡眠时长需求
婴儿	18~20 小时
幼儿	9~12 小时
学龄儿童	9~10 小时
成年人（18~64 岁）	7~9 小时
老年人（65 岁以上）	6~8 小时

房颤合并睡眠呼吸暂停综合征患者在规划睡眠时长时，需要结合医疗建议，认真考虑自身的身体状况和治疗进展。合理规划睡眠时长有助于维持心脏健康，改善睡眠质量，减少疲劳感，提高生活质量。因此，建议基于以下几点来管理患者的睡眠时长：

①依据医生建议，固定每晚的睡眠时间，并保持规律的作息习惯。

②根据个人情况和医疗建议，确保每天的睡眠时长符合其所处年龄段的标准。

③营造良好的睡眠环境，如保持房间安静、舒适、通风良好，保持适宜的室温和光线。

④避免在睡前摄入大量咖啡因、烈性酒等刺激性物质，规律作息时间，不要熬夜。

⑤如有睡眠障碍，可以寻求医生的帮助，探讨合适的治疗方案，如行为疗法或药物治疗等。

⑥定期监测睡眠质量和时长的变化，及时调整睡眠管理策略。

⑦保持积极乐观的心态，通过合理管理睡眠时长，促进身心健康平衡，提高生活品质。

（2）睡眠姿势。

对于房颤合并睡眠呼吸暂停综合征患者来说，保持正确的睡眠姿势可以帮助他们减轻不适症状，提升睡眠质量。

①在选择睡眠姿势时，患者应避免采取过于压迫胸部或喉部的姿势，以免影响呼吸道通畅。建议采取高枕侧卧位，同时，适当调整枕头高度和身体侧卧的角度，以减少颈部和背部的不适感，提高整体的睡眠舒适度。

②对于喜欢侧卧或半卧位睡眠的患者，可以在床上放置适量的枕头或垫子，支撑身体，保持躯体的舒适度。同时，调整被褥的厚度和材质，以确保身体在睡眠过程中得到适当的支撑和保暖，避免因温度过低或过高而影响睡眠品质。

③中重度以上的阻塞性睡眠呼吸暂停，需要进行标准的医学干预才能达到有效的效果，其中首选的标准治疗方式是需要夜间睡眠时佩戴持续正压通气呼吸机治疗，如图7-6所示，这个需要每天睡眠时坚持，并且长期佩戴，以保证氧气供应，改善睡眠质量。阻塞性睡眠呼吸暂停综合征的患者长期佩戴呼吸机治疗还可以预防因睡眠呼吸暂停导致的心脑血管疾病。

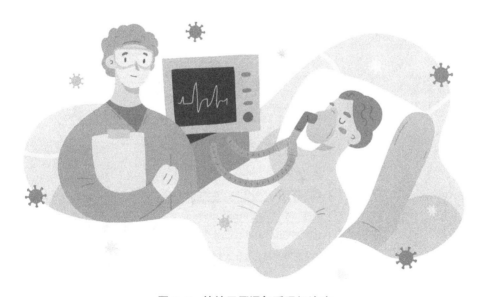

图7-6　持续正压通气呼吸机治疗

（3）做好睡前准备。

①睡前进行一些简单的舒缓活动，如拉伸运动或深呼吸练习，可以帮助患者放松身心，进入更好的睡眠状态。避免在睡前进行剧烈运动或过度兴奋的活动，以免影响睡眠质量。

②定期检查床垫的硬度和舒适性，确保床垫的质量符合个人需求，避免因床垫过软或过

硬而导致身体不适。如有需要,可以考虑更换符合个人习惯的床垫,提高睡眠舒适度。

③在调整睡眠姿势或床上用品时,要根据个人的实际感受和医疗团队的建议进行适当操作,不要盲目跟风或随便改变习惯,以确保在睡眠过程中身体得到最佳的支撑和舒适度。

④保持卧室环境清静舒适,控制室内温度和湿度,确保良好的睡眠氛围。

在房颤合并睡眠呼吸暂停综合征患者的健康管理过程中,培养良好的睡眠习惯,如定时作息、营造舒适的睡眠环境和避免刺激性物质等,有助于提升睡眠质量和促进身心健康平衡。同时,找到适合自己的睡眠姿势,满足自己的睡眠需求,有助于患者度过更加健康、舒适的每一天。

【一图解惑】

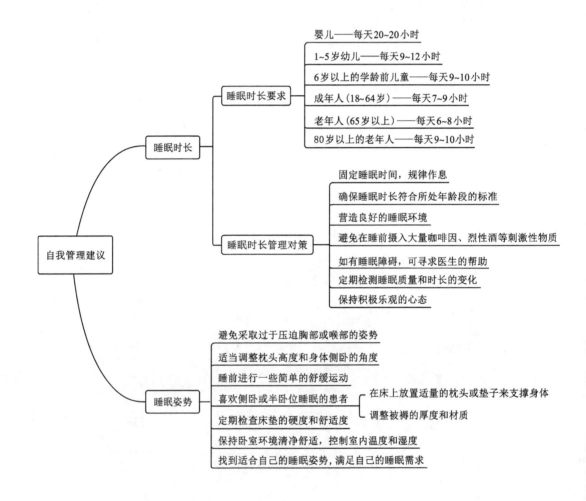

第六节　房颤合并心力衰竭——双方追责，双方整顿

【知识速览】

据统计，24%～44%的急性心衰患者伴发房颤，而心衰患者合并房颤的年发生率约为54%，超过50%的住院房颤患者合并心衰。房颤可导致心衰的发生，心衰又常常合并房颤。当心房发生快速颤动时，心率的增加会导致心动过速心肌病，随着时间的推移，心脏逐渐扩大，心功能逐渐下降，进而引发心力衰竭。同时，房颤对心房功能的影响会加重心衰的表现，使患者的病情进一步恶化。心衰患者心腔扩大和心肌坏死瘢痕化的变化，也会增加房颤的发生概率，从而形成恶性循环。

【你问我答小课堂】

1. 房颤和心衰的关系是怎样的呢？

房颤是一种常见的心律失常，可以导致心脏血流动力学的改变，从而引起心输出量降低，甚至导致急性心衰的发作。此外，持续或频繁发作的房颤也可能导致心脏结构的不可逆性改变，如心房的扩大与重构，这会影响心房正常的收缩和舒张功能，进而加剧心衰的进展。与此同时，心衰患者往往伴随有心房扩大、二尖瓣反流以及体内神经体液平衡的改变，这些因素也为房颤的发生提供了土壤。显然，房颤与心衰之间形成了一种相互促进的恶性循环，加剧了两者病情的进展，如图7-7所示。

2. 房颤与心衰有哪些共同的危险因素呢？

高龄、高血压、糖尿病、肥胖、吸烟和睡眠呼吸暂停综合征等心血管危险因素是房颤和心衰的共同危险因素。这些因素使患者更容易发展房颤和心衰，增加了两种疾病的风险。特别是高血压和睡眠呼吸暂停综合征可以导致心肌结构发生改变，如左室肥厚和间质纤维化，进而增加充盈压力，诱发心衰和房颤。而肥胖、糖尿病和吸烟则会促进炎症状态的产生，使

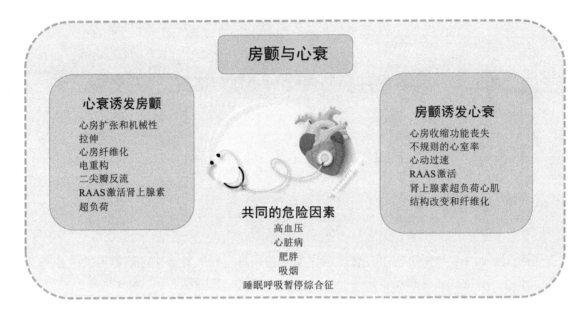

图 7-7　房颤与心衰的关系

患者更容易罹患心衰和房颤。除此之外,这些危险因素也可能加速缺血性心脏病的发展,这是心衰最常见的原因之一,同时也与房颤的风险增加相关。

3. 房颤合并心力衰竭患者要如何有效进行自我管理?

(1)药物治疗管理。

房颤合并心力衰竭患者的治疗主要包括药物治疗和非药物治疗两个方面。

药物治疗的主要目的是控制房颤和心力衰竭的症状,改善心功能,降低并发症的发生率。常用的药物包括抗心律失常药物、抗凝血药物、心力衰竭药物等。在药物治疗方面,患者应按医生的建议规范使用药物,保持定期服药,并注意药物的剂量和服药频率。

此外,定期复查药物疗效和不良反应,根据需要进行调整。患者要了解药物的作用机制、注意事项和不良反应,遵循医生的指导,避免自行调整药物剂量或停药,以免影响疗效或引发药物不良反应。

(2)心率监测和自我识别。

房颤合并心力衰竭患者需要定期监测心率,及时发现房颤的发作和变化。常用的心律监测方法包括心电图、动态心电图、Holter 监测等。患者可以通过家庭心电仪等监测装置自行监测心率,及时记录异常情况,如心率过快、过缓、不规则等,并及时向医生报告。同时,患者应了解房颤的症状和自我识别方法,如心悸、胸闷、气短等,以便及时就医。

(3)合理饮食和管理体重。

房颤合并心力衰竭患者需要注意规律饮食和合理搭配,以维持营养平衡和控制体重。建议患者采取低盐饮食,限制高盐食物的摄入量,避免食用过咸或腌制的食物。

此外，患者应适量摄入富含维生素和矿物质的食物，如新鲜水果、蔬菜、全谷物等，增加膳食纤维摄入量，以维持健康的体重。对于肥胖的患者，应制订合理的减重计划，并在医生的指导下进行减重，以减轻心脏负担和改善心功能。

（4）运动和体力活动。

房颤合并心力衰竭患者可以根据身体状况适当参与体力活动和运动。适度的体力活动有助于改善心肺功能，增强心脏的耐力和功能。患者可以选择适合自己的有氧运动，如散步、慢跑、游泳等，每天进行适量的运动，如持续 30 分钟至 1 小时，逐渐增加运动量。但需要注意，患者在选择和进行运动时应遵循医生的建议，不能过量运动或进行高负荷的活动，以免引起心脏负担过重或加重病情。

（5）情绪管理。

房颤合并心力衰竭患者需要关注心理健康和进行情绪管理。患者可能因为疾病的影响而产生焦虑、抑郁等情绪问题，这些情绪问题可能进一步影响心脏的健康和病情的发展。

因此，患者可以通过积极的心理干预方式，如心理咨询、放松训练、心理疏导等，缓解焦虑和抑郁，保持积极的情绪和乐观的心态。此外，患者还可以寻求家人和社会支持，与他人分享自己的感受和体验，减轻心理上的负担。

（6）定期随访。

房颤合并心力衰竭患者需要定期进行随访，以了解病情的变化和治疗效果。患者应按医生安排的时间定期复查心电图、超声心动图等，评估心脏功能和结构的变化。此外，医生可能会根据需要进行血液检查、心功能评估等其他检查。患者要根据医生的建议，定期就诊，及时反馈病情和用药情况，以便医生及时调整治疗方案。

在房颤合并心力衰竭患者的健康管理过程中，患者及其亲属的积极参与十分重要。患者应了解并掌握相关知识，遵循医生的指导，积极采取措施管理病情，提高生活质量和预后。同时，亲属可以给予患者关心和支持，共同应对疾病的挑战，建立健康的生活方式和习惯，促进患者的康复和健康。

房颤患者健康教育手册

【一图解惑】

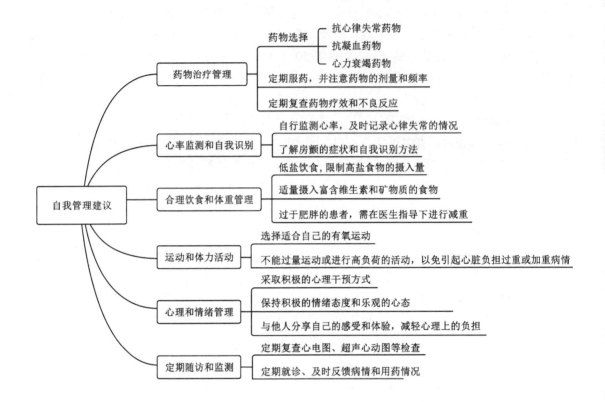

第七节　房颤合并肾功能不全——保护肾脏责任重大

【知识速览】

肾脏和心脏是会相互影响的，肾脏不好会影响心脏的跳动，因为肾功能不好就会导致电解质紊乱、血管硬化、炎症反应等，影响心脏的正常工作，从而促进房颤的发生。

同时，心脏有问题也会让肾脏受损，因为一旦心脏有问题，心脏往外泵的血就少了，那么流到肾脏的血液也就少了，这样就会影响到肾脏。并且，心脏不规律地跳动，会增加血栓的形成，就有可能损伤肾脏微循环。与此同时，为了预防血栓而使用的抗凝药物和抗心律失常等药物，也有可能加重肾脏负担。

房颤是指心房颤动，房颤合并肾功能不全的患者，需要根据自身的实际情况，比如肾功能不全的程度等，在医生指导下选择合适的治疗方案及生活方式。

【你问我答小课堂】

1. 房颤合并肾功能不全的患者，首要关注的内容是什么？

抗凝治疗是房颤治疗中非常重要的组成部分，我们需要积极预防血栓的发生，避免脑出血和脑梗死等不良事件的发生。尤其是针对合并肾功能不全等疾病的房颤患者，凝血功能和药物代谢对他们有着较大的影响，他们的出血和缺血风险均较高，因此，在制订抗凝方案时，更加需要个体化设计。

医生会根据肾功能不全的程度选择合适的抗凝药物，一般会优选新型口服抗凝药物。那么我们要做到的就是按时服药，不擅自加药或停药，并且定期监测肾功能及凝血指标，一旦感觉到不舒适或发现指标异常，请及时到附近医院就医。

2. 除了需要口服抗凝药物，还需要吃其他什么药物呢？

我们还需要在医生的指导下，日常口服抗心律失常药物，比如普萘洛尔等；需要坚持服用护肾药物，比如金水宝片等。

除此之外，我们还需要积极控制基础疾病，比如高血压、糖尿病等，针对自己的具体情况，根据医生的医嘱，口服降压、降糖等药物。

值得注意的是，在吃药期间，我们需要观察自己有无药物的不良反应，一旦出现，立即停药，并且及时就医。

3.房颤合并肾功能不全的患者在饮食方面需要注意什么呢?

房颤合并肾功能不全的患者在生活饮食中需要注意限制蛋白质的摄入，以免加重肾脏的负担。我们需要清淡饮食，不能吃过咸的食物，减轻身体负担。

另外，我们要避免摄入含钾高的食物，比如香蕉、土豆、柚子等，以免加重心脏负担。

同时也要注意补充维生素(青菜、水果)，适当进食鱼肉、鸡蛋、牛奶、瘦肉等食物，避免长期蛋白质摄入不足造成营养不良。

4.房颤合并肾功能不全的患者应该怎么进行运动呢?

我们可以根据自身情况选择合适的体育锻炼方式。

①我们可以选择瑜伽、太极拳、八段锦等有氧运动。

②每次在运动前注意做好准备活动，不要在饭前或者饭后立马进行运动。

③在运动时，应从低强度向中等强度(能够微微出汗程度)过渡，不超过身体耐受范围。

④每周至少进行3次运动，每次最少持续10分钟，可以从既往习惯的运动时长开始，逐渐增加至30~60分钟。

5.房颤合并肾功能不全的患者还应注意哪些呢?

我们需要定期监测心电图，学会自己监测脉率和心率，定期监测尿常规和肾功能等指标，一旦发现异常，及时就医。

注意保护肾脏，避免使用加重肾脏负担的药物，适当限制水、盐的摄入，减轻肾脏负担。

保持良好的生活习惯，注意劳逸结合，不能过度劳累，不做重体力劳动。避免熬夜，保证充足睡眠。戒烟戒酒，控制体重，保持情绪稳定。

【一图解惑】

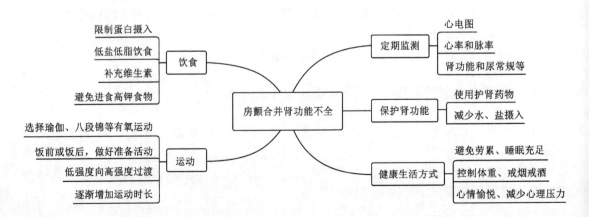

第八章

房颤患者生活方式的自我管理——与"颤"共存

第一节 房颤饮食，你吃对了吗?

 【知识速览】

如果说心脏是人体的"发动机"，那食物就像是"燃料"，是人体获取能量和营养的来源。食物中的脂肪、蛋白质和碳水化合物在体内分解转化为能量，保证人体机能运行。从膳食中摄入的能量、饱和脂肪和胆固醇过多以及蔬菜水果摄入不足等会增加心血管病发生的风险。合理的膳食是预防和治疗心血管疾病的基石，合理科学膳食可降低心血管疾病风险，生病后的心脏更加需要合理膳食，细心呵护。

讲到健康饮食就不得不说说目前医学界公认的有益于心脏健康的饮食模式——地中海饮食。地中海饮食模式强调以丰富多样的天然食材为主，保留食物的基本原始形态，增加了适量的肉类及奶制品，尽量少食用过度加工的食品，避免过度烹饪。

目前认为地中海饮食模式有利于改善多种代谢性疾病，进而大幅度减少已知的促进房颤发生的危险因素，如高血压、肥胖、糖尿病、冠心病、心力衰竭等。地中海饮食的核心要素是高膳食纤维、高钙食物、抗氧化、低盐、低脂、控糖。地中海饮食金字塔，如图8-1所示。

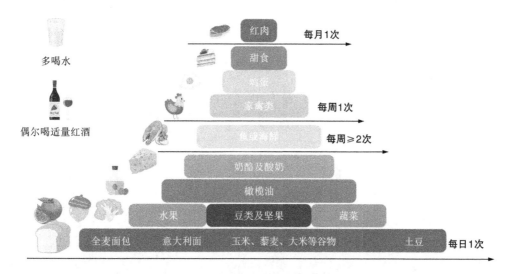

图8-1 地中海饮食金字塔

【你问我答小课堂】

1. 什么是地中海饮食？

地中海饮食泛指地中海沿岸国家居民的饮食习惯，他们的日常食物以蔬菜水果、鱼类、五谷杂粮、植物油为主，科学研究发现这种饮食有利于减少患心脏病的风险。地中海饮食的具体内容：

①主食：以种类丰富的植物食品为基础，粗杂粮为主，比如全麦面包、藜麦、玉米、根茎类食物等。

②富含膳食纤维，加工尽量简单，摄入丰富的蔬菜、水果，选用当地应季的新鲜果蔬。

③摄入丰富的海鲜：以深海鱼类为主，属于优质蛋白，可以每周吃 2~3 次。

④植物性油脂烹饪为主：可以用橄榄油、山茶油等植物油替代动物性油脂，这是脂肪的主要来源，富含不饱和脂肪酸。

⑤少吃红肉：红肉的脂肪含量过高，多吃不利于心血管疾病的预防，若食用要尽量选择瘦肉。

⑥适量的豆类及坚果：大豆是为数不多的植物性食物中富含优质蛋白的食物，还含有较多的膳食纤维、不饱和脂肪酸，可以和肉类食品互换食用。坚果富含不饱和脂肪，还含有钾、镁、维生素等人体必需营养物质。

⑦摄入奶制品：品种尽量丰富，以发酵类为佳，如酸奶、奶酪等，含有丰富优质蛋白和维生素，含钙量也较高，可以选用脱脂或者低脂的奶制品。

⑧大量的香料：与国内不同的是，地中海沿线国家更喜欢薄荷、罗勒、百里香之类的香料，可以增加食物风味，减少油盐的摄入。

地中海饮食模式中新鲜蔬菜、水果、谷物和橄榄油摄入量较高，即摄入更多 β-胡萝卜素、维生素 C 和 E、叶酸盐、类黄酮和多酚，以及各种重要矿物质和微量元素，比如钾和镁。以上这些食物的营养成分已经被证明对人体健康有益，如钾和镁可以预防心律失常的发生，特别是房颤的发生。地中海饮食一日食谱举例如表 8-1 所示。

表 8-1　地中海饮食一日食谱

餐饮	时间安排	菜品名称	食用量
早餐	7：00~8：00	低脂牛奶	1 杯（200 ml）
		煮鸡蛋	1 个
		蒸紫薯	1 个（100 g）
		香菇青菜包	1 个（90 g）
加餐	10：00	苹果	1 个（150 g）

续表 8-1

餐饮	时间安排	菜品名称	食用量
中餐	12：00~12：30	杂粮米饭	大米 50 g+燕麦 25 g
		清蒸鲈鱼	75 g
		肉末豆角烧茄子	豆角 100 g+茄子 100 g+肉末 25 g
		凉拌黄瓜	100 g
加餐	15：00	酸奶	100 ml
		火龙果	150 g
晚餐	18：00~19：00	鸡丝汤面	一碗（鸡丝 50 g+面条 90 g）
		果仁菠菜	杏仁 10 g+菠菜 100 g
		凉拌海带豆腐丝	豆腐丝 45 g+海带 100 g

2. 听医生说"盐多必失"，我平常吃得咸，也没什么不舒服，是医生吓唬我吗？

盐为五味之首，它不仅能让食物的味道更好，还是机体正常需要的电解质，如果没有盐，百味无法调和，很多菜肴会食之无味，许多生理机能也会受到影响，但是过量地摄入盐分会对我们的身体造成伤害：长期高盐饮食让人体骨骼中的核心成分钙盐过早过多地流失，导致骨质疏松，骨头易碎，增加骨折风险。另外钠盐摄入过多还会刺激胃黏膜，导致胃部疾病的发生，还会影响免疫力和大脑的认知能力，增加脑卒中的发病风险；钠盐摄入过多还会增加心脏负荷，尤其是有心功能下降的患者，会加重水肿；钠盐使血管弹性下降，尤其老年人的调控能力下降，如不能有效地排出，更容易引起血压升高。而高血压是房颤的重要危险因素，有研究显示血压每增加 10 mmHg，房颤的发生风险会增加 6%，控制盐的摄入是降低血压的重要手段，还能有效减少房颤的发生。过多摄入钠盐对机体的损害是一个慢性隐蔽的过程，我们不能感觉到，但它对机体的损害是实实在在的。因此，想拥有健康的心血管，就一定要控制盐分的摄入，控盐一定要落实到行动上！"盐多必失"，要想身体好，控盐少不了！

3. 日常生活中要如何控盐呢？

《中国居民膳食指南》提出盐的一日摄入量要控制在 5 g 以下，那在日常烹调及饮食过程中，该如何正确做到控盐呢？现介绍以下几种方法，希望可以帮到您！

（1）量化食盐用量。

中国人做菜时习惯凭感觉添加调味品，一不留神就加多了，可以在厨房备一套控盐勺，烹饪时使用控盐勺或电子秤等工具，能更直观地显示盐的用量。

175

（2）食盐替代法。

除了使用盐调味以外，还可以在烹饪时使用醋、柠檬汁、香料、姜等调味品替代盐。不仅可以减少盐的使用量，还能使菜品口感更有层次，味道更丰富。还可选用含天然咸味的食物来替代盐，如洋葱、番茄、青椒、胡萝卜等和清淡味道的食物同煮，可以增加菜肴的风味，达到少放盐的目的。

（3）改变烹饪方式。

多采用蒸、烤、煮等烹饪方法，保留食物的原汁原味。放盐的时机可以改在食物出锅时，这样盐的融化速度会减慢，使盐尽可能地留在食物的表面，更容易吃出味道，用更少的盐就能达到同样的咸味。

（4）少吃腌制食品和零食。

除了添加到饭菜里的盐以外，腊肉、香肠、榨菜等腌制品也要少吃，这些腌制食品需要大量的盐才能使食物长时间存放而不至于腐坏。此外，零食在制作过程中也添加了较多的盐分，有的口感不咸的食物含盐量也很高，像奶酪、饼干、挂面、蜜饯等，也应尽量少吃。

（5）少下馆子，少吃外卖。

大部分餐厅和外卖食物为了味道好，放的盐基本都比家常饭菜多，如果必须外出就餐，可以清淡口味的菜品为主，注意荤素搭配。

（6）注意生活中的"隐形盐"。

生活中的"隐形盐"即隐形高钠食品，如图8-2所示。日常生活中有不少调味品钠含量并不少，如酱油、鸡精等，即使用量很少，吃一点也能摄入不少盐分。因此在选择的时候要注意观察食物成分表，少买含盐量或含钠量高的食物。同类型产品的选择上，优先选择含量低的，比如把普通的碘盐换成低钠盐。低钠盐是把一部分钠盐替换成了钾盐，相比普通加碘盐，钠含量较低，能减少钠的摄入。

通过这些方法，可以有效减少食盐的摄入量，从而降低患高血压、房颤等疾病的发生风险。

4. 家人总说胖的人更有福气，更能抗病，真的如此吗？

多项研究表明，肥胖与房颤的发生关系密切。肥胖人群也更容易患有高血压、2型糖尿病、阻塞性睡眠呼吸暂停综合征，这些都是房颤发生的危险因素。肥胖本身引起的炎性反应、心肌能量代谢异常、心房脂肪过多沉积等可直接作用于心房，导致房颤发生。肥胖不仅增加房颤发生率，还明显增加房颤复发风险。因此，肥胖并没有好处。

5. 常听人说低脂饮食，到底什么是低脂饮食？

低脂饮食是指膳食脂肪占膳食总热量的30%以下或者全天脂肪摄入量小于50克的饮食方式。适合胃肠、胆胰、小肠功能受损的人群，以及高脂血症及肥胖症患者。根据脂肪限量程度，低脂饮食可分为3个等级：严格限制脂肪膳食，每日总脂肪摄入量不超过20克；中度限制脂肪膳食，每日总脂肪摄入量不超过40克；轻度限制脂肪膳食，每日总脂肪摄入量不超过50克。

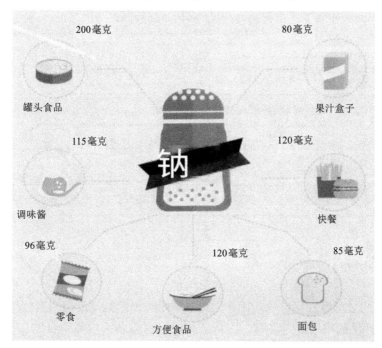

这些高钠食品你中招了吗?

200毫克　罐头食品

80毫克　果汁盒子

115毫克　调味酱

120毫克　快餐

96毫克　零食

120毫克　方便食品

85毫克　面包

钠

一茶匙盐(约6 g)约含 2400 mg 钠
根据世卫组织建议,成人每日的钠摄取量应少于 2000 mg
摄取过多的钠不但会令肾脏受损,还会增加高血压、心脏病及中风的风险

图 8-2　隐形高钠食品

6. 如何选对低脂饮食?

俗话说,油多不坏菜,这句话是违背健康饮食观的。油多菜味道是不错,可是嘴巴贪了,疾病就钻空子乘虚而入了,所谓"病从口入",这话一点不假。这些年,经过各种途径的健康知识宣传,人们渐渐地有了低脂饮食的概念。但在很多人眼中,低脂饮食就是炒菜变成水煮菜,但冰激凌、油炸食品却照吃不误。这样吃油脂不但没有少,反而会减少健康脂肪的摄入。

我们不仅要关注食物的卡路里含量,还要重视其营养价值和质量。其实在生活中真正要限制的是高脂肪类、高胆固醇类食物的摄入,如肥肉、动物内脏、油炸食品、禽畜肉皮、虾籽、鱼籽、蛋黄、蟹黄等。

可以多吃低脂肪的食物,如豆芽、青菜、土豆、山药、胡萝卜、油菜、芹菜、大葱、菜花、冬瓜、黄瓜、茄子、海带、蘑菇、番茄、豆腐、粉丝、木耳等。

可以适量吃一些脂肪含量相对不高的食物,如鱼类、奶类、鸡肉、鸭肉、牛肉、瘦肉等。食物脂肪含量排行如表 8-2 所示。

表 8-2　食物脂肪含量排行

	食物脂肪含量排行
坚果	核桃(干)>葵花子(炒)>花生(炒)>南瓜子(炒)>杏仁>榛子(干)>松子>腰果
肉类	猪肉(肥)>腊肠>羊肉干>猪肉(肥瘦)>牛肉干>烤鸭>鹅肉>鸭肉>鸡肉>猪肉(里脊)>羊肉(瘦)>牛肉(瘦)
蛋类	鸭蛋黄>鸡蛋黄>鹅蛋黄>鹅蛋>鸭蛋>鹌鹑蛋
水产	草鱼>带鱼>鱿鱼干>鲤鱼>梭子蟹>鲶鱼>虾米>河蟹>河虾>牡蛎>生蚝>基围虾>海虾>扇贝
水果	一般水果的脂肪含量都较低,但椰肉、牛油果、榴莲等水果的脂肪含量相对较高

7. 血糖也与房颤有关系吗?

是的,糖尿病是房颤发生的危险因素之一,糖尿病相比其他致病因素(年龄、高血压、肥胖等)促发心房颤动的作用更为显著,长期患有糖尿病或血糖控制不良的患者,心房颤动发生的风险显著增高,空腹血糖每增加 1 mmol/L,房颤的发生风险增加 33%。由于肥胖、压力、久坐的生活方式等因素影响,当前糖尿病的发病率持续升高。

糖是能量的主要来源之一,但过量摄入会引起血糖水平剧烈波动,容易导致体重增加。血糖波动还可加速心肌纤维化的发展,增加心房颤动的发生率。因此在饮食方面要注意减少糖分的摄入,在控制糖分摄入的同时保证热量的合理摄入,学会"科学控糖"。

8. 控糖就是不吃糖吗?

2022 版《中国居民膳食指南》指出:糖的摄入每天不超过 50 g,最好控制在 25 g 以下。有的人会认为,只要不吃糖就没事了吧?其实不完全正确,因为这里所说的糖不单指糖果,是指一切碳水化合物和含糖的食物,包括淀粉类食物、含糖的甜食、水果蔬菜及饮料类。

9. 如何控糖才是最科学的?

(1)少吃主食,如米饭、面粉、米线等,这些精致碳水化合物升糖较快,进食后会引起血糖短时间内快速升高,可用粗粮如糙米、燕麦、藜麦、荞麦面等替换。

(2)控糖的同时,注意摄入充足的以蛋白质和优质脂肪为主要成分的食物,如水煮蛋、牛肉、鱼肉、牛奶等。

(3)少喝含糖饮料,少吃甜食。现在流行的果汁、碳酸饮料、运动饮料以及各种茶饮里添加了蔗糖、糖浆等,要尽量不喝或少喝。甜食的制作过程中添加了大量的糖分,也应尽量少吃。

（4）多吃水果和蔬菜，保证品种多样。选择含糖量较低的蔬菜：如菌类、青菜、海带、豆芽等，每日摄入不少于 300 g。每日摄入新鲜水果 200~350 g，不能用果汁替代水果，含糖量高的水果尽量少吃，如榴莲、芒果、香蕉、荔枝等。

10. 什么是膳食纤维？

膳食纤维是一种多糖，它既不能被胃肠道消化吸收，也不能产生能量。但它为人体健康特别是心脏带来了很多好处，是人体的七大营养素之一。每天摄入至少 25 克的膳食纤维对健康的好处是显而易见的，可以降低胆固醇、血压和体重，降低心血管疾病、直肠癌和糖尿病等的患病风险。

根据溶解度不同，膳食纤维可分为可溶性膳食纤维和不可溶性膳食纤维。

可溶性膳食纤维多来源于果胶、藻胶、魔芋等，主要存在于植物细胞液、细胞间质及细胞壁中，可溶于水形成胶状物，在胃肠道吸水膨胀后和食物交织在一起，可延缓碳水化合物、脂肪的吸收，起到降低餐后血糖和胆固醇的作用，还可被肠道微生物酵解，有利于调节肠道菌群。

不可溶性膳食纤维不溶于水，主要由纤维素、半纤维素和木质素等组成，最佳来源是全谷类粮食，包括麦片、麦麸、全麦粉、糙米、燕麦等，还有豆类、蔬菜和水果等。不可溶性膳食纤维可以促进胃肠道蠕动，加快食物通过胃肠道速度，减少吸收，另外不可溶性膳食纤维在大肠中吸收水分，可软化大便，促使规律性排便，起到防治便秘的作用。

11. 食物会影响抗凝药物的效果吗？我们选择食物时要注意什么？

前面的章节中我们提到过，房颤的患者为了预防血栓和降低中风风险，需要长期服用抗凝药物，常见的药物有：华法林、利伐沙班、达比加群酯等。

华法林通过对抗维生素 K、抑制维生素 K 参与的凝血因子的合成，从而达到抗凝血的作用。长期接受华法林抗凝治疗的患者对饮食中维生素 K 的变化非常敏感，如果把医生开的一定剂量的华法林比作一定数量的抵抗维生素 K 的士兵，它们只能解决对抗一定量的维生素 K，如果抗凝药物不变，突然改变饮食习惯，饮食中的维生素 K 变了，就会影响华法林抗凝疗效，人体的出血和凝血平衡状态可能被打破，走向"两极分化"：如果摄入的含维生素 K 的食物过多，华法林则"寡不敌众"，凝血一方占了优势，导致抗凝治疗效果不好；反之，则导致出血方占优势，导致出血并发症。因此，要保持一个较为恒定的饮食习惯。富含维生素 K 的食物对华法林的抗凝效果影响明显，这些食物包括动物肝脏、蛋黄、海藻类、绿色蔬菜、绿茶等。另外低糖类、高蛋白食物可降低华法林抗凝效果。豆奶及其他豆制品可使华法林抗凝作用减弱，这可能与大豆中的大豆异黄酮会改变华法林的吸收、代谢和排泄等过程有关，纳豆中纳豆杆菌在肠道细菌作用下产生大量维生素 K，也可减弱华法林作用。长期吸烟和饮酒能增强肝药酶活性，降低华法林的抗凝作用。有的食物能增强华法林的抗凝作用，使出血风险增加，比如大蒜、生姜、茴香、石榴、芒果、葡萄柚汁等，常见的保健品比如鱼油，鱼油中的 ω-3 不饱和脂肪酸通过影响血小板的聚集以及维生素 K 依赖的凝血因子，也会增强华法林的抗凝作用。总之，房颤患者在服用抗凝药物时，要特别注意药物与饮食的相互作用。除了定期监测凝血功能外，可以根据医生的指导调整药物剂量和饮食习惯。影响华法林药效的食物如表8-3所示。

表8-3　影响华法林药效的食物

增强华法林药效的食物 （增加出血风险）	大蒜、鱼油、茴香等 葡萄柚、芒果、橙子、木瓜、石榴等
减弱华法林药效的食物 （增加血栓风险）	蔬菜类：菠菜、白菜、韭菜、苋菜、莴苣、西兰花、芹菜、水芹、包菜、青椒、番茄、萝卜等 茶类：绿茶（未发酵）、菊花茶等 水果类：梨、苹果、桃、橘子、猕猴桃等 海藻类 动物肝脏类：猪肝、鸭肝、鹅肝等 蛋黄 豆奶及其他豆制品

值得注意的是，上述食物与华法林直接的相互作用个体间差异比较大，服用华法林的患者建议将每天的食物种类和量相对固定，使华法林的INR值达到比较稳定的浓度。

虽然食物会影响华法林的抗凝强度，但如能维持固定的饮食习惯和食物种类，变化不大的话，依然能够食用相关食物。

【一图解惑】

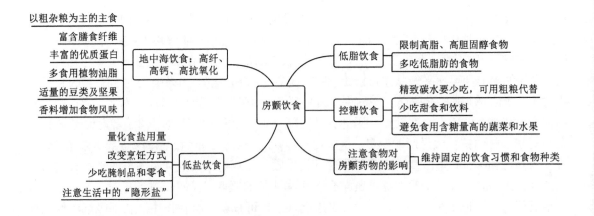

第二节　给房颤患者说烟道酒话茶饮

先来说说酒，房颤患者能喝酒吗？

【知识速览】

1978 年，菲利普·埃廷格等首次定义了"假日心脏综合征"，是指发生在节假日期间、因过量饮酒所致的以心律失常为主要特征的一类综合征，最为常见的就是心房颤动，其发生与饮酒关系密切。人们常说"大饮伤身，小酌怡情"，而事实恐怕并非如此。

酒的成分主要是乙醇，闻起来香香的，喝进去美滋滋的，导致许多爱酒人士欲罢不能。殊不知，乙醇进入体内后经过身体的消化、吸收进入血液和肝脏等器官组织细胞，经过体内一番折腾后发生了化学变化，最终就变成了一种叫乙醛的代谢产物，这种物质对我们的心肌有毒性作用，虽然表面上看每次喝完酒也没什么特别不适，然而它犹如"温水煮青蛙"，对身体的损害是隐形的、悄悄的。有研究证实长期饮酒会加重心肌细胞的损害。饮酒会引起交感神经兴奋，使心跳加快，血容量和心排血量增加，加重心脏负荷，对于心功能减退的患者来说就是雪上加霜。

这里说说酒和房颤的关系。房颤是心脏一种不正常的电活动，心脏电信号的产生、传导都和支配心脏的一组相互制约的神经有关，那就是交感神经和副交感神经。一般情况下，交感神经兴奋时，副交感神经就休息，兴奋性降低，交感神经兴奋时人体处于一种"阳"的活跃亢奋状态，表现为心率增快，心脏干活更加卖力（收缩力加强），血压也随之升高。副交感神经兴奋则的表现则与之相反。房颤的发生正是心脏的神经、肌肉都异常"活跃"导致的，如果你的心脏正好有些基础疾病，就更加容易受到外界因素的影响，酒精可以兴奋神经，从而诱发房颤。

【你问我答小课堂】

1. 适量饮酒不酗酒，对身体也有伤害吗?

酗酒对身体的伤害是毋庸置疑的，那只要不喝醉就没关系了吗? 不是这样的。饮酒越多，对机体的伤害越大，乙醇摄入量每天增加 1 杯，房颤风险增加 6% ~ 10%，这说明即使是适量饮酒，也可以成为诱发房颤的"帮凶"。有调查发现，在射频消融术后，戒酒患者的房颤复发率明显低于未戒酒的患者，戒酒及减少饮酒量可以明显改善射频消融术预后。看完这些，您还觉得少量饮酒对身体无妨吗?

2. 房颤患者能喝红酒代替白酒吗?

过去一段时间，有一种传言说红酒能软化血管，适量喝红酒对身体有益。房颤的患者是否可以喝红酒过酒瘾呢? 红酒软化血管、对身体有益的这种说法是片面的。红酒也是酒，也含有乙醇成分，长期或过量饮红酒对于房颤患者而言也是有诱发房颤发作风险的。

除此之外，长期饮酒还会损伤肝细胞，影响华法林的代谢，华法林不能及时被分解排出体外，导致它在体内积聚，可能导致出血风险增加。因此，服用华法林的房颤患者尤其应严格限制酒精摄入，或在医生的指导下完全戒酒。

3. 房颤患者一点酒都不能喝吗?

如果能做到戒酒当然是最好的，但在有些不可避免的情况下喝了点酒，是不是就一定会发生房颤呢? 不是的。饮酒只是增加了房颤发生的风险，不代表 100% 会发生。科学家们认为，男性一天的饮酒量只要不超过 25 g 乙醇，相当于 50 度白酒 50 mL(1 两)，或 38 度白酒 75 mL，或葡萄酒 250 mL(1 杯)，或啤酒 750 mL(1 瓶)，女性减半，还是安全的。

再来说说烟，房颤后还能吸烟吗?

 【知识速览】

人们总说"饭后一支烟，快活似神仙"，这其实是因为烟草中含有的尼古丁等成分迅速被血液吸收，刺激大脑分泌多巴胺，大脑处于飘飘然的状态，使人们产生了"犹如神仙"的错觉。众所周知，吸烟会导致肺部癌变及其他慢性肺部疾病，同时吸烟对心血管造成的伤害也不能小视。那么，吸烟是怎么对心血管造成伤害的？下面我们来看看：

（1）香烟中的尼古丁损伤血管内皮功能。

吸烟可损伤血管内皮功能，导致血管粥样硬化及钙化，如图8-3所示。正常情况下，我们的血管内壁是光滑平顺的，而烟草中的氧自由基和尼古丁会造成血管内皮的损伤，使血管内皮增厚、变硬，凹凸不平，不再光滑。血管里的白细胞和血小板就喜欢在这些"坑坑洼洼"的受损区域聚集，黏附在受损处。您会问，黏就黏呗，又能怎样？要知道，它们可不是来休息的，来到这里是要"搞事情的"。白细胞是何方神圣？机体的炎症都与它有关系。那是不是也会与血管的炎症有关？再来说说血小板。当机体受外伤出血需要快速止血时，血小板就是主要的功臣，需要靠它聚集在伤口处，使局部血液凝固，达到止血的目的。然而这种情况发生在血管内就麻烦了，会导致血栓形成，到了一定的程度就会使血管狭窄甚至堵塞血管。轻者导致组织供血不足，重者导致梗死，如心肌梗死、脑梗死等。

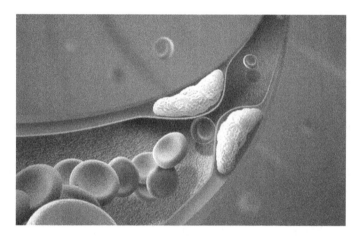

图8-3　血管粥样硬化

（2）吸烟加重心脏负担。

烟草中的尼古丁对人体最显著的影响是激活交感神经，引起呼吸兴奋、血压升高、心率加快。心脏加快跳动后需要更多的氧气来应付额外的"工作量"，但香烟中的一氧化碳吸入体内与血红蛋白紧密结合，产生碳氧血红，使氧气供应无法增加，心脏要在氧供不足的情况下做更多的"苦工"。吸烟还会使全身的血管末端收缩，促使心脏上面的冠状动脉也收缩，增加了血液进入组织的阻力，相当于增加了心脏的负荷，增加心肌做功，加重心肌供氧不足。

（3）吸烟诱发心律失常。

烟草中的有害成分通过长期对心脏的慢性炎症及纤维化作用，对心脏产生一定的影响，可直接导致心房结构和电传导网络布局发生调整，从而诱导房颤发生。吸烟致房颤的间接作用表现为诱发高血压、冠心病、慢性阻塞性肺疾病、糖尿病、高脂血症等疾病发生，这些疾病既是房颤的病因，又是房颤的危险因素。吸烟可使房颤的发病年龄提前，与从不吸烟者相比，当前吸烟者和既往吸烟者的房颤风险均增加，而且每日的吸烟量越大，对房颤的发生影响越大。行导管消融术后的房颤患者如果继续吸烟，房颤复发的概率也高于不吸烟者。

【你问我答小课堂】

4. 吸入"二手烟"会有什么影响?

有人说,自己平时不吸烟,但是旁边总有人吸烟,吸入二手烟影响应该不大吧?其实不管是一手烟还是二手烟,烟草中的有害物质都是以"烟"的形式进入肺部,然后分散进入机体,被动吸烟一样会增加房颤发生的风险。相关研究指出,吸烟者吞吐的烟雾中,焦油、一氧化碳和放射性物质等都比吸烟者吸入体内的量要多出数倍。主动吸烟、被动吸烟均与房颤风险增加密切相关。儿童期吸入二手烟会增加成年期的房颤风险,父母吸烟量增加,后代房颤发病率也会增加,不吸烟的女性接触二手烟,房颤风险会增加。吸烟影响心脏健康,对健康的伤害是巨大的,保护心脏,戒烟刻不容缓,远离二手烟也非常必要。

5. 戒烟后身体会有什么变化呢?

只要开始戒烟,慢慢地就能体验到戒烟带来的好处,戒烟后的身体变化如图8-4所示。

2~3周	循环功能和肺功能有所提升
3~9个月	咳嗽和气短显著减少,肺部感染风险降低
10年后	烟草相关癌症发病风险与不吸烟的人几乎一致
15年后	冠心病患者死亡的绝对风险与从未吸烟者相近

图8-4　戒烟后的身体变化

6. 戒烟为什么会如此难?

戒烟难,难在尼古丁的戒断反应难以忍受。吸烟时,烟草中的尼古丁刺激大脑分泌大量的多巴胺,让人产生快感。戒烟的时候,身体内的尼古丁水平下降,多巴胺的分泌也随之减少,"快乐的源泉"减少了,就会出现注意力不集中、焦虑、易怒、烦躁不安甚至失眠等症状。戒断反应会在停止尼古丁摄入的数小时内就逐步出现,在戒断后的14天内症状表现最明显,可以持续2~4周,有的人甚至会长达一年以上。因此戒烟难受是很正常的。一般烟草戒断症状持续时间如表8-4所示。

表8-4　一般烟草戒断症状持续时间

症状	持续时间
睡眠障碍	<1 周
注意力不集中	<2 周
吸烟渴求	>2 周
易激惹	<4 周
抑郁	<4 周
不安	<4 周
食欲增加	>10 周

7. 戒烟后反应这么大，有没有小妙招应对呢?

戒烟带来的戒断症状不会对身体造成什么伤害，这些不适症状只是一时的，更像是身体的自我调节，是身体在努力适应没有尼古丁刺激的过程。如果出现了戒断症状，我们可以采取相应的措施来应对，戒烟戒断症状应对措施如表8-5所示。

毫无疑问，尼古丁戒断症状可能很强烈，在症状出现的时候，这些小妙招可以来帮忙。当坚持一段时间后，戒断反应会逐渐消失。

表8-5　戒烟戒断症状应对措施

症状	说明	应对措施
感冒症状	出现在戒烟后第1~2周，出现咽喉痛、咳嗽和流鼻涕的感冒症状。这些症状可能与免疫系统短期受到压抑有关	多饮水,必要时可口服解热镇痛剂
无所适从感	最常见的反应。一旦空闲下来就会感到无聊，感觉手里空空的	进行手的功能锻炼；听音乐、深呼吸
渴望吸烟	渴望吸烟，或者见他人吸烟时渴望吸烟,是戒烟后的常有的状态	拒绝别人递烟，不要进入吸烟环境
疲倦	人很疲倦,打哈欠	多一点睡眠时间；转移目标,分散注意力

续表 8-5

症状	说明	应对措施
紧张不安	神经变得敏感,易紧张	做些轻度的运动,深呼吸,学习放松,洗热水澡
失眠多梦	晚上失眠多梦,白天没有精神,工作时不能集中精神	晚上尽量避免饮浓茶、咖啡;睡前可做一些轻度的运动
口腔溃疡	与戒断初期的机体功能紊乱有关	多补充水分;保持口腔卫生;多吃蔬菜水果,尤其是富含维生素 C 的,如番茄、茄子、胡萝卜等
饥饿感,肥胖	戒烟后易出现饥饿感	多饮水;控制食量;保持运动量;注意观察体重变化

8. 戒烟应该怎样做?

(1)明确目标。

坚定戒烟的目标,明确戒烟的好处:为了自身身体健康,为了家人朋友减少二手烟的吸入。

(2)制订计划。

根据自身情况制订戒烟计划,熟悉掌握戒断反应的应对技巧,戒断反应在停止吸烟两周后会逐渐消失,把戒烟计划延长到 2~3 周的时间是最理想的。

(3)转移注意力。

培养自己别的兴趣爱好,比如慢跑、跳绳、球类运动等,把对烟草的注意力转移到强身健体上来。

(4)改变环境。

戒烟期间可把家中的烟清理一下,不要随身携带,避免去抽烟较多的场合。

(5)建立监督。

可以请家人朋友对戒烟行为进行监督,在意志力薄弱时,来自家人的关怀也能助您一臂之力!

(6)记录过程。

可以把自己戒烟的过程记录下来,如在戒烟过程中面临的困难与挑战,解决问题时获得的心得与体会,当坚持不住时可以回看这些成果,给自己加油打气。

【一图解惑】

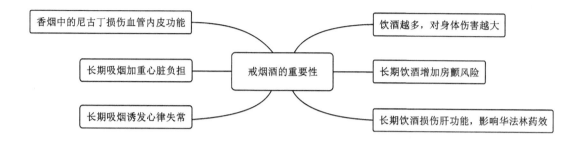

香烟中的尼古丁损伤血管内皮功能
长期吸烟加重心脏负担
长期吸烟诱发心律失常
戒烟酒的重要性
饮酒越多，对身体伤害越大
长期饮酒增加房颤风险
长期饮酒损伤肝功能，影响华法林药效

最后说说茶饮，房颤之后能喝咖啡吗？

【知识速览】

咖啡是目前国际上非常流行的非酒精性饮料，越来越多的人离不开它，但咖啡对心血管病患者来说，是一种有争议的饮料。在过去很长时间里，由于咖啡因的有害作用广为流传，咖啡因被认为对人体有害，临床多认为咖啡因可能会引起或加重心律失常。

我们先来看看咖啡对机体都有哪些影响：

咖啡因可增加体内两种关键物质——肾上腺素和去甲肾上腺素在血液中的浓度，这两种物质能促进交感神经的兴奋，和饮酒一样，通过兴奋的交感神经刺激心脏，从而诱发心律失常发生。然而这需要非常高剂量的咖啡因才能发生。近期的研究发现，咖啡因具有广泛的抗炎、抗氧化活性、改善血管内皮功能、抑制血小板聚集和抗血栓等作用，具有改善胰岛素敏感性、抗肥胖、降低 2 型糖尿病发病风险等功能。日常生活中适度地摄入茶和咖啡是相对安全的，特别是中等剂量的茶和咖啡，对人体无害，甚至可能对一系列心血管疾病有益，包括冠状动脉疾病、心力衰竭和心律失常，对心血管系统具有保护作用，从而减少房颤的发生。但咖啡中不能混入奶精、大量的糖分等，也尽量不要选择速溶咖啡。

【你问我答小课堂】

9. 哪些情况下应尽量不喝或少喝咖啡?

虽然日常饮用咖啡对房颤患者是安全的, 但在有些情况下还是建议少喝或者不喝咖啡:

①房颤发作较为频繁或者刚做完手术的房颤患者, 此时心脏正在受"侵扰"或刚刚"打完一仗", 处于易激惹状态, 需要让它好好休息, 要减少对心脏的刺激, 等我们的心脏恢复到相对稳定的状态了, 可以根据情况适当喝一点。

②睡眠障碍患者: 咖啡中含有的咖啡因具有兴奋中枢神经作用, 也就是人们常说的提神醒脑作用。部分人对咖啡因较为敏感, 喝一点点含咖啡因饮料之后就容易失眠, 长期的睡眠不足容易引起房颤发作, 如果患者本身的睡眠质量较差, 不易入睡, 夜间易醒, 容易失眠, 最好下午就停止饮茶或咖啡, 以免影响晚上的睡眠。

③对咖啡因敏感者: 这一类人群在喝完咖啡后容易出现心跳加速、心悸甚至心律失常等不适, 因此, 这类人群尽量不要喝浓茶或者咖啡。

【一图解惑】

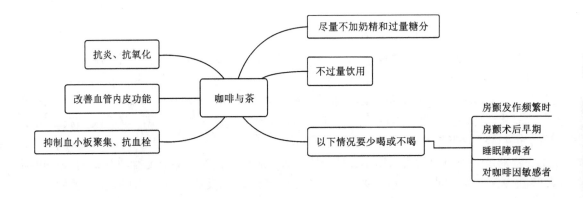

第三节 进行哪些运动有利于心脏的康复

【知识速览】

随着健康中国和全民健身国家战略的实施，大众健身蓬勃发展，运动促进健康理念也越来越深入人心，运动处方需求呈井喷之势。心房颤动是最常见的心律失常之一，其危险因素控制和多学科综合管理逐渐受到人们重视。

心脏康复是以医学整体评估为前提，包括药物处方、营养处方、运动处方、心理处方、戒酒戒烟五个方面(如图8-5所示)，通过五大处方改变患者不健康的生活方式，给予心血管疾病患者系统化、个体化、针对性指导。而其中运动处方是房颤患者康复的重要内容。

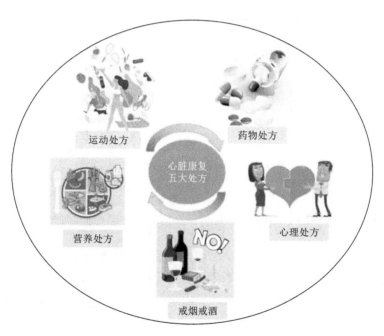

图8-5 心脏康复五大处方

【你问我答小课堂】

1. 运动对心脏有什么好处呢?

好处 1:长期规律的运动是保护心脏的有效方法,科学合理的心脏康复运动训练可有效控制心血管风险因素,抑制动脉粥样硬化进展,预防心血管疾病发生及发展,可降低心血管疾病患者死亡和再住院风险。

好处 2:显著增强心脏功能,减轻疾病症状,提高患者的体力活动水平及生活质量,改善患者疾病预后。

好处 3:降低焦虑、抑郁等负性心理情绪,改善患者心理状态。

2. 房颤患者能进行运动吗?

房颤的发生与很多因素有关,规律的运动可以减少房颤的发生。患者在病情稳定的时候可以进行低、中强度的运动,病情不稳定时不建议进行运动,高强度运动会增加房颤发生的风险。不同强度的运动如表 8-6 所示。

表 8-6　不同强度的运动

运动强度	运动项目
低强度运动	购物、散步、做操、气功、手指操
中强度运动	快走、慢跑、骑车、爬楼梯、乒乓球、羽毛球、太极拳
高强度运动	跳绳、爬山、游泳、足球、篮球、跳舞、有氧健身操

3. 房颤患者应如何运动?

房颤患者的运动主要包括两种形式:无监护的居家活动和医院监护下的康复运动。在疾病的康复前期,患者可以到医院的心脏康复专业科室,在科室医生监护下行运动康复训练,再过渡到无监护的居家康复运动训练,这样可以更好地了解适合自己的运动强度、形式、时间、频率及注意事项。

4. 一次心脏康复运动包括哪些呢?

①热身活动(5~10 分钟):包括低强度心肺耐力、肌肉耐力、关节活动度练习。
②运动(20~30 分钟):包括有氧训练,肌肉力量训练和神经控制类练习。

③整理活动(5~10分钟)：包括低强度心肺耐力、肌肉耐力练习，柔韧性训练。

5. 运动可以分为哪些类型?

运动主要包括心肺功能运动、抗阻运动、身体功能性训练、骨质增强型运动、柔韧性练习等。而心肺功能运动和抗阻运动最为重要。

6. 什么是增强心肺功能运动?

增强心肺功能运动又称耐力运动，是最基本的对健康有益的运动。对于房颤患者的耐力运动，可优先进行中等强度的有氧运动，但具体情况需结合在运动的过程中患者的实际情况，个性化地调整运动的强度。

有氧运动，顾名思义就是在运动过程中，人体吸入的氧气与需求相等，达到生理平衡状态，使心肺能够得到足够的氧气供应。其特点是运动强度低，有节奏，持续时间长。有氧运动安全有效，患者对其耐受性良好。有氧运动的特点如表8-7所示。

表 8-7　有氧运动

运动的频率	建议每天进行有氧运动，至少每周 3 次
运动的强度	推荐中等强度
运动持续的时间	每次有氧运动最少持续 10 分钟。可从既往习惯的运动时长开始，逐渐增加至 30~60 分钟
运动的类型	可以是持续性的，也可以是间歇性的 在运动过程中常常会有心率增加不足导致心脏泵血输出量不够、引发呼吸困难或下肢酸软无力的现象，特别是在有些射频消融术后更常见。因此，注意以短时间、多组数的间歇性的有氧运动开始，逐渐过渡到长时间的持续性的有氧运动类型
常见方式	快走、跑步、广场舞、太极拳、骑自行车和游泳等

7. 我们如何来区分中等强度运动?

中等强度运动的感觉：呼吸比较急促，只能讲短句子，不能完整表述长句子。

以快走运动为例，如果我们能大声唱歌，表明步速太慢，强度不够，如果感觉微喘，但可舒适交谈，表明步速适中，已达到快走强度，即我们所说的中等强度运动；如果气喘吁吁，不能轻易说话，说明步速过快，超出了中等强度运动范围。此外可以根据血压、症状等实时调整运动的强度。

8. 抗阻运动的练习方法有哪些?

抗阻运动,也称力量练习,是指通过调动身体的骨骼肌收缩来克服外来阻力进行的主动性运动。抗阻运动可提高患者肌肉强度及行走耐力,增加心脏的泵血功能,有助于平衡心肌细胞氧的供需,同时早期进行循环抗阻运动可给肌肉、骨骼适应时间,避免对肌肉造成过度损伤,引起剧烈疼痛。

阻力包括器械辅助力,如沙袋、弹簧、哑铃、橡皮筋、握力器等,也包括抵抗自身体重的力,如俯卧撑、引体向上、蹲坐等。

抗阻力运动的具体方式可以选择对抗自身肢体和躯干的重量,比如进行俯卧撑、引体向上,也可以选择对抗外加的阻力负荷,如借助哑铃、水瓶、沙袋、弹力带等健身器械的帮助。抗阻练习方法如表8-8所示。

表8-8　抗阻练习方法

人群	始强度	过渡到	次数	组数	组间休息时间
老年人或无习惯运动者	40%~50% 1-RM	65%~75% 1-RM	10~15次	1~3组	1~3分钟 更大重量: 3~5分钟
有经验的力量练习者	70%~80% 1-RM		8~12次	2~3组	

注:①房颤患者训练时,建议去专业心脏康复机构按照危险程度分层,确定运动的负荷上限,不得过量。训练必须循序渐进,可从30%的1-RM做起,逐渐增加负荷的强度,建议每两周可进步的幅度不超过5%。
②运动时要绝对避免屏气,发力时呼气,放松复位时吸气。
③若发力时需屏气才能完成,说明负荷强度过大,要及时调整运动强度。
④力量训练前也要进行热身,拉伸筋膜、活动关节、增加肌肉血供,不仅有利于运动的效果,还能防止受伤。
⑤运动的强度和持续时间:应遵循缓慢开始、循序渐进、逐步适应的原则,最重要的是要量力而行,一旦身体感觉到不舒服,就要马上停止运动。
⑥运动的频率:每周训练2~3次,每次训练完,须至少有1天的休息时间间隔,给肌肉必要的恢复和休养时间。
⑦RM为抗阻运动的基本单位;1-RM为代表只能运动一次的最大重量。

9. 什么是柔韧性训练?

柔韧性训练——让人活动自如的日常锻炼。柔韧性是指身体各个关节和肌肉在运动中的伸展能力。当我们的肌肉和关节柔韧性良好时,我们可以更轻松地完成各种动作,如弯腰、伸展、转身等。而柔韧性差则可能导致身体僵硬、动作笨拙,甚至引发疼痛。

(1)柔韧性训练的重要性。

有氧运动结合力量训练、柔韧性运动及日常活动可以减少老年人的药物依赖性,降低医疗成本,提高生活质量。在运动训练前采用柔韧性训练可以起到热身作用,而在运动训练后采用柔韧性训练可以放松肌肉，避免运动损伤。柔韧训练可增加身体的柔韧性，提升运动能力。

（2）日常柔韧性训练方法。

柔韧性训练的基本方法是拉伸法，可分为动力拉伸法和静力拉伸法两种。

①动力拉伸法是指有节奏地通过多次重复同一动作的练习，使软组织逐渐被拉长，如常见的压腿、转腰等。

②静力拉伸法是一种简单而有效的柔韧性训练方法，通过保持某个拉伸动作一段时间（如15~30秒），我们可以逐渐增加关节的活动范围，提高肌肉的伸展性。常见的静态拉伸动作包括腿部前伸、背部伸展、手臂上举等。

（3）瑜伽。

瑜伽是一种融合了伸展、平衡和呼吸调节的全身运动，通过练习各种瑜伽体式，提高身体的柔韧性、平衡性和核心力量。瑜伽适合各个年龄段的人群，可以在家中或瑜伽馆进行练习。

（4）游泳。

游泳是一种低强度但全身性的运动，对提高身体柔韧性非常有益。游泳还可以锻炼心肺功能，提高身体的耐力和免疫力。

10. 柔韧性训练过程中有哪些是需要我们注意的呢？

（1）循序渐进：柔韧性训练需要循序渐进，不要急于求成。我们应该从简单的动作开始练习，逐渐增加难度和强度。

（2）保持呼吸：在柔韧性训练中，保持深呼吸非常重要。深呼吸可以帮助我们放松肌肉，提高身体的伸展性。

（3）持之以恒：定期进行练习。柔韧性训练需要长期坚持才能取得良好的效果。

11. 什么是呼吸肌训练？

我们都知道，呼吸是我们生命中不可或缺的一部分，而呼吸肌的训练对于优化呼吸模式和提高呼吸效率具有重要的作用。通过专门的呼吸肌训练，我们可以增强肺活量，提高血液中的氧含量，有助于改善慢性心力衰竭和呼吸肌无力（如慢性阻塞性肺疾病）患者的呼吸肌肌力，减轻呼吸困难症状，促进身体各部位的功能和代谢。

那么如何正确地呼吸？呼吸训练有哪些方式呢？

正确的呼吸不仅仅是鼻子吸气、嘴巴呼气，它涉及呼吸的深度、频率、节奏等多个方面。以下为大家介绍缩唇呼吸训练、腹式呼吸法、胸式呼吸法。

（1）缩唇呼吸训练。

吸气时闭嘴，用鼻缓慢吸气，呼气时嘴唇半闭，嘴型类似于吹口哨，使气体缓慢均匀地从两唇间缓缓吹出，如图8-6所示。缩唇呼吸是一种康复训练，主要通过呼气时缩唇，延长吐气时间，进而帮助降低呼吸频率，主要用于改善慢性阻塞性肺疾病患者的肺功能。经常做一些缩唇呼吸训练对健康有益，不仅可以治疗疾病，还可以提高肺活量。当我们因为运动、支气管痉挛导致呼吸困难时，也可以通过缩唇呼吸来降低呼吸频率，缓解不适症状。

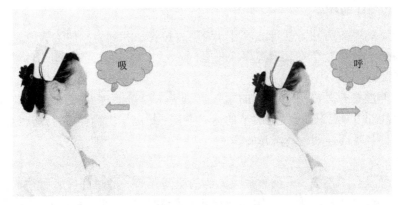

图 8-6　缩唇呼吸法

（2）腹式呼吸法。

腹式呼吸法是一种深呼吸方式，它主要依靠腹肌的收缩和放松来实现呼吸——鼻子慢慢深吸气的同时将腹部鼓起，然后以口呼气时将腹内收，尽量延长呼气时间。腹式呼吸有很多好处，不但可以增强肺活量，改善心肺功能，还能改善脾胃功能，防止便秘，帮助我们放松身心，减少焦虑和压力。腹式呼吸法如图 8-7 所示。

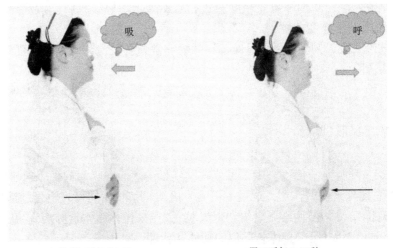

鼻子深吸气约2秒　　　　　　　用口呼气4~10秒
吸气时腹部自然膨胀　　　　　　呼气时上腹部内收
吸饱气后，保持3~5秒　　　　　呼尽后，保持3~5秒

循环5~10次

图 8-7　腹式呼吸法

（3）胸式呼吸法。

胸式呼吸法是一种浅呼吸方式，它主要依靠胸部肋间肌的收缩和放松来进行呼吸。在胸式呼吸中，吸气时胸部扩张，呼气时胸部收缩。这种呼吸方式通常用于紧张或激烈的活动

中，以提供快速的氧气供应。

12. 运动前的身体状况评估重要吗？评估内容包括哪些呢？

无评估不运动，科学准确的评估是制订运动处方的前提和基础，运动评估和运动处方可保证运动获益，控制运动风险。在运动康复前一定进行细致评估，确认无运动康复禁忌证。评估内容包括：

①询问是否有心脏病病史。

②症状、检验和辅助检查指标：可以进行血流动力学的检查，例如肺瘀血、体循环瘀血或者双下肢水肿的情况，或者肌力、肌肉耐量的减低等。

③可以行心电图、心脏彩超，帮助我们了解心脏泵血功能、心电活动情况。

13. 如何进行危险分层？

运动负荷试验，由难到易包括：

(1)2 分钟踏步；

(2)6 分钟步行试验；

(3)运动平板试验；

(4)心肺运动试验。

其中心肺运动试验更是检测的金标准。而 6 分钟步行试验与日常生活更为接近，所以通常以 6 分钟时间内行走的最大距离来判断危险分层，低危险>450 米，中度危险 300~450 米，高度危险<300 米，极高危险<150 米。

14. 心脏病患者在运动过程中如何进行自我监测呢？

心脏病患者在运动过程中需要特别关注自身的身体反应，在确保运动安全性的同时有效促进康复，可以通过以下方式进行自我监测：

(1)心率变化监测。

心脏病患者在运动时应密切关注心率变化。在运动开始前、运动中以及运动结束后，都应测量心率，并与医生建议的最大心率限制进行比较。如果心率异常升高或持续不下降，应立即停止运动并寻求医疗帮助。

常用的储备心率法的公式为：

目标心率＝(实测最大心率−静息心率)×运动强度百分比+静息心率

静息心率为静坐休息 5 分钟后的心率。

比如：某 40 岁中年患者实测最大心率为 180 次/分，静息心率为 60 次/分，储备心率(最大心率减去静息心率)为 120 次/分，该患者合适的目标心率为 132~156 次/分。

患者可以通过佩戴心率监测手环获得实时心率情况，运动时尽可能使心率处在目标心率范围内，以确保运动的安全。

(2)呼吸频率观察。

呼吸频率也是评估运动强度和身体状态的重要指标。正常情况下，随着运动强度的增加，呼吸频率会相应上升。如果呼吸变得异常急促或困难，可能是身体发出警示信号，需要及时调整运动强度或停止运动。

(3)体力耐受力评估。

心脏病患者应根据自身的体力耐受力选择合适的运动项目和强度。在运动过程中，应密切关注身体反应，如出现过度疲劳、无力感等，应及时调整运动强度或休息。对于某些不适合使用储备心率法的情况，如房颤、服用抗心律失常药物等，可以使用主观疲劳量表评估，如表8-9所示。

表8-9　主观疲劳量表

主观疲劳等级	主观运动感觉	对应参考心率(次/分钟)
6	安静，不费力	静息心率
7	极其轻松	70
8		80
9	很轻松	90
10	轻松	100
11		110
12	有点吃力	120
13		130
14		140
15	吃力	150
16	非常吃力	160
17		170
18		180
19	极其吃力	190
20	精疲力竭	最大心率

(4)症状缓解情况。

心脏病患者通常会因为疾病而出现一些不适症状，如呼吸困难、乏力等。在运动过程中，患者应关注这些症状是否得到缓解，以及缓解的程度如何。如果症状没有得到缓解或反而加重，应及时调整运动计划或寻求医生的帮助。

（5）情绪与心理状态。

在运动过程中还应关注自己的情绪和心理状态。运动可以帮助患者缓解压力、改善心情，但如果患者出现过度焦虑、抑郁等情绪问题，可能会影响运动效果和身体健康。因此，患者应积极调整心态，保持良好的情绪状态。

总之，在运动过程中应密切关注我们身体的变化与反应，可通过电子设备等监测心率、呼吸来确保运动的安全性。同时，保持良好的心情、合理安排运动和休息时间、注重营养摄入等。如发现有任何异常症状或不适感受，应及时就医并咨询专业医生的建议。

15. 心脏病患者哪些情况下不能进行运动呢？

对于心脏病患者而言，运动是一项需要谨慎考虑的活动。尽管适量的运动对大多数心脏病患者是有益的，但在某些情况下，运动可能会加重心脏负担，甚至引发危险。以下是心脏病患者应避免或限制运动的情况：

①心脏病急性发作期，如心肌梗死或其他急性心脏病发病 2 天内；

②心电图改变，安静时心电图上可明确观察到有新的缺血表现；

③不稳定性心绞痛；

④引发症状或血流动力学障碍的未控制的心律失常（包括房颤）；

⑤心力衰竭失代偿期；

⑥活动性心内膜炎、亚急性心肌炎或心包炎；

⑦急性肺栓塞或肺梗死；

⑧血压过高：静息状态下收缩压>180 mmHg，舒张压>100 mmHg；

⑨静息心率>120 次/分钟（包括瞬间上升）；

⑩严重主动脉瓣狭窄。

16. 在运动的过程中出现哪些情况应立即终止运动呢？

在运动中或运动后出现异常心电图和血流动力学变化，是需要终止运动的。具体表现有：

①心脏供血不足，心绞痛发作，严重气喘、晕厥、头晕、跛行；

②发绀，面色苍白，出虚汗；

③收缩压>180 mmHg，舒张压>110 mmHg 或收缩压随运动负荷增加而下降；

④心跳速度异常加快或突然变慢，心脏跳动不规则情况随运动频率增加而加重；

⑤心脏功能受限，在运动过程中出现异常的疲劳、无力或其他体力活动不耐受的体征与症状。

【一图解惑】

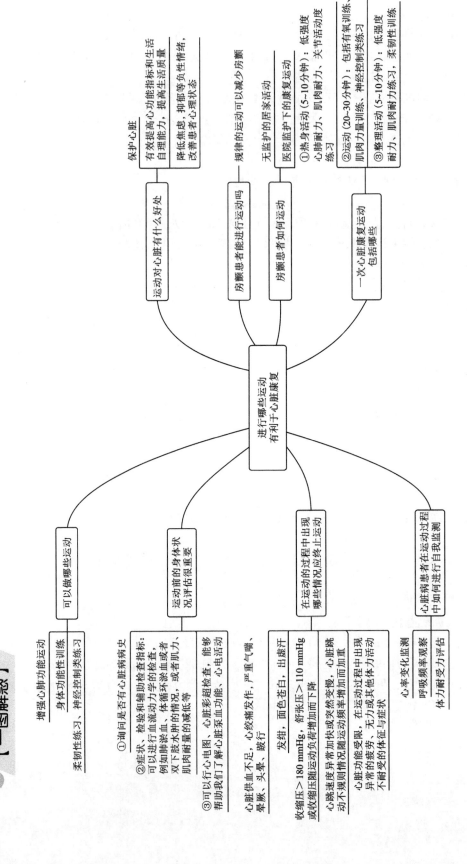

进行哪些运动
有利于心脏康复

运动对心脏有什么好处 —— 保护心脏

有效提高心功能指标利于生活自理能力，提高生活质量

降低焦虑，抑郁等负性情绪，改善患者心理状态

房颤患者能进行运动吗 —— 规律的运动可以减少房颤

房颤患者如何运动 —— 无监护的居家活动

医院监护下的康复运动

①热身活动（5~10分钟）：低强度心肺耐力、肌肉耐力、关节活动度练习

一次心脏康复运动
包括哪些

②运动（20~30分钟）：包括有氧训练、肌肉力量训练、神经控制类练习

③整理活动（5~10分钟）：低强度耐力、肌肉耐力练习、柔韧性训练

可以做哪些运动

增强心肺功能运动

身体功能性训练

柔韧性练习、神经控制类练习

运动前的身体状况评估很重要

①询问是否有心脏病病史

②症状、检验和辅助检查指标：可以进行血流动力学的检查，例如下肢水肿的情况、体循环淤血或者肌肉耐量的减低等

③可以行心电图、心脏彩超检查，能够帮助我们了解心脏泵血功能、心电活动

在运动的过程中出现哪些情况应终止运动

心脏供血不足、心绞痛发作、严重气喘、晕厥、头晕、跛行

收缩压>180 mmHg，舒张压>110 mmHg
或收缩压随运动负荷增加而下降

心跳速度异常加快或突然变慢，心脏跳动不规则情况随运动频率增加而加重

心脏功能受限，在运动过程中出现异常的疲劳、无力或其他体力活动不耐受的体征与症状

心脏病患者在运动过程中如何进行自我监测

心率变化监测

呼吸频率观察

体力耐受力评估

第四节　体重的管理——你的房颤病情加重，可能和体重有关!

【知识速览】

在当前快节奏的生活里，健康越来越被人们重视，体重与健康存在着紧密的联系。研究表明：与正常体重者相比，超重者和肥胖者冠心病的发生风险分别增加13%和39%。而房颤与体重之间也存在着密切的关系。超重和肥胖者房颤发生风险是正常体重者的1.52倍。

【你问我答小课堂】

1. 体重过高，房颤发生率越高吗?

是的，肥胖是房颤的一个独立危险因素，体重指数的增加与房颤的发生率呈正相关。

①体重指数（BMI）每增加一个国际单位，房颤的发生率可能会增加3%~4%。肥胖人群患房颤的风险比正常体重人群高。

②体重指数的上升会增加心脏的负荷，特别是左心房的压力会随之增高，导致心房扩大。

③体重指数过高的人群，体内体脂含量就会过高，容易诱发炎症反应，导致心房周围炎症因子沉积过多，增加了房颤发生的可能性。此外，肥胖也是高血压、高脂血症及糖尿病等疾病的诱发因素，这些疾病也都是房颤的重要因素，进一步增加了房颤的风险。

控制体重是预防慢病的第一环，房颤患者控制体重刻不容缓。

2. 什么是体重指数（BMI）?

体重指数又称身体质量指数，是判断是否体重超标和肥胖常用的最简单的方法，BMI = 体重（kg）÷身高^2（m^2）。房颤患者应尽可能将BMI控制在27 kg/m^{2}以下。

3. 什么是肥胖症?

肥胖症是由遗传、环境等多种因素相互作用而引发的慢性代谢性疾病,以体内脂肪过度蓄积和体重超常为特征。在中国,BMI ≥ 24.0 kg/m² 为超重,BMI ≥ 28.0 kg/m² 被定义为肥胖。

4. 每天称体重对体重管理有用吗?

养成良好体重管理习惯的首要一步是加强体重监测,自我监测健康数据有助于减肥。患者应自然地面对自己的体重,以自己所能接受的频率,尽可能频繁、轻松地监测自己的体重。

5. 健康的生活方式管理包含哪些?

生活方式干预是体重管理的首选和基础措施。不健康的生活方式是我们体重管理路上最大的绊脚石,不健康的生活方式有:爱食用高脂、高糖等高热量和低纤维膳食、饮食不规律、缺乏身体活动等。

健康的生活方式管理从多方面、多维度进行,主要包括饮食、运动和行为方面的生活方式干预。只是通过饮食控制或者单纯地运动效果并不理想,全生活方式的管理会对我们体重管理更有效果,实现长期体重管理的目标,改善我们的身体健康状况。

6. 饮食模式的分类有哪些呢?

随着人们生活水平的不断提高,"吃出来的病"越来越多,选择适合自己的科学膳食模式并长期坚持,是保持健康体重进而维持身体健康的关键措施。规范饮食行为、优化饮食结构,可有效改善患者长期预后,提高生活质量。

目前流行的健康饮食模式有地中海饮食、得舒饮食、北欧饮食、中国江南饮食(东方健康饮食)等。

(1)什么是地中海饮食?

是以蔬菜水果、鱼类、五谷杂粮、豆类和橄榄油为主的饮食模式。地中海饮食常常被代指为有利于健康、多样化、富含营养的饮食模式。地中海饮食对体重控制、心血管疾病和代谢内分泌都很有益处。

(2)什么是中国江南饮食?

是我国健康膳食模式的一个代表,是我国长江中下游居民长期形成的一种饮食习惯,特点是食材种类丰富,蔬菜水果摄入量大,水产品和禽类等白肉摄入多于猪、牛、羊等红肉,油和盐量摄入较少,口味较清淡,烹饪用油少,以植物油为主,烹饪方式以蒸、煮等为主。这种饮食模式有利于控制体重,降低慢性病风险。

7. 什么是平衡膳食模式?

平衡膳食模式是以控制食物总热量,采用蔬菜水果、鱼类、五谷杂粮、豆类和橄榄油,以五谷杂粮为主的平衡膳食模式。以谷类为主的平衡膳食模式有利于减重,每日可以食用谷薯类、蔬菜水果、畜禽鱼蛋奶和豆类食物,减少油、盐、糖摄入。

平衡膳食的原则:

①谷类为主,粗细搭配。全谷物保留了天然谷物的全部成分,是理想膳食模式的重要组成部分,也是膳食纤维和其他营养素的来源。

②多食用蔬菜和水果。蔬菜水果是膳食纤维、微量营养素的良好来源。深色蔬菜一般富含维生素和膳食纤维,推荐每天占总体蔬菜摄入量的一半以上。

③每天食用奶类、豆类及其制品。豆类包括黄豆、黑豆、青豆,其常见的制品有豆腐、豆浆、豆腐干等。

④吃适量动物性食物。新鲜的动物性食物是优质蛋白质、脂肪和脂溶性维生素的良好来源,如鸡鸭鱼肉等,减少加工肉类的食用。

⑤减少烹饪油用量,吃清淡少盐膳食。推荐成年人平均每天烹调油 25~30 克,食盐摄入量不超过 5 克,过量摄入可能增加肥胖和疾病的风险。

⑥适量饮水,适量喝茶。多饮水可以帮助尽快排除身体的毒素,降低血液黏稠度,维持血液的稀释度。

⑦限制高糖饮料摄入。高糖饮料糖分过高,过量摄入可能增加肥胖以及心脑血管意外的发生概率。

中国居民平衡膳食宝塔和一餐膳食的搭配如图 8-8、图 8-9 所示,各类膳食代表食物如表 8-10 所示。

表 8-10　各类膳食代表食物

膳食类别	重量	代表食物
谷薯类	250~400 克	小麦、稻米、玉米、高粱、马铃薯等
动物性食物	120~200 克	鱼、禽、蛋、瘦肉等 (建议每天 1 个鸡蛋,每周至少 2 次水产品)
奶及奶制品	300 克	牛奶、酸奶等
大豆及坚果类	25~35 克	豆浆、豆腐等
蔬菜	300~500 克	嫩茎、叶菜、花菜类、根菜类、鲜豆类、 茄果瓜菜类、葱蒜类、菌藻类及水生蔬菜类等
水果类	200~350 克	仁果、浆果、核果、柑橘类、瓜果等
水	1500~1700 毫升	

房颤患者健康教育手册

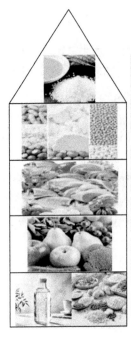

油 ＜5克
盐 25~30克

奶及奶制品 300克
大豆及坚果类 25~35克

畜禽肉 40~75克
水产品 40~75克
蛋类 40~75克

蔬菜类 300~5克
水果类 200~35克

谷薯类250~400克
全谷物和杂豆50~150克
薯类50~100克

水1500~1700毫升

图 8-8　中国居民平衡膳食宝塔

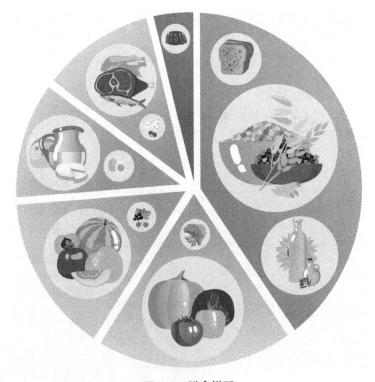

图 8-9　膳食搭配

202

8. 间歇性断食有利于体重控制吗？

间歇性断食又称"轻断食"，通过严控饮食热量，分解自身脂肪来供给能量，是一种正常热量与热量限制（或完全禁食）交替进行的膳食模式，有一定减重作用。值得注意的是，轻断食并不是"不吃任何东西或者天天只吃少量食物"。

9. 不吃早餐和吃夜宵会增加肥胖风险吗？

不吃早餐时，中午和晚上更容易感到饿，进而会导致进食更多，不仅容易诱发肠胃疾病，还会增加体内胰岛素抵抗，更容易导致肥胖。

晚上吃夜宵，因晚上身体的代谢率下降、消耗能量的途径少，脂肪容易在体内堆积，且晚上睡觉时的血流速度减缓，血脂容易沉积在血管壁上，血管就像下水道被厚厚的油污堵塞了一样，变得不通畅，进而引发或加重心脑血管疾病。

10. 吃饭吃得慢有利于控制体重吗？

人体最直接感知"饱"的器官是胃，但真正掌控食欲并操纵嘴巴的却是我们的大脑。一般来说，血糖值会从开始吃饭 15 分钟后显著上升，其逐渐趋于稳定后，大脑会反馈"我吃饱了"的信号给肠胃。

食物在口腔内多咀嚼几次，延长进食时间，能刺激我们的饱腹感神经中枢，大脑会发出"吃饱了"信号，就会较早出现饱腹感从而停止进食。

如果吃得太快，大脑来不及充分感觉到饱，无法发出"吃饱了"的信号，就会不停地吃，不知不觉食物会摄入过量，时间长了就会导致肥胖。建议成人每餐进食时间>20 分钟。

11. 睡眠不足容易引发肥胖吗？

良好的睡眠有助于体重管理。当我们谈论体重与健康时，通常只会想到饮食和运动，但是，有一个看似不起眼的因素却悄悄地左右着我们的体重和健康——那就是睡眠。

①睡眠不足会增加食欲，降低身体的新陈代谢，使基础代谢率下降。并且睡眠不足时会减少白天活动量，缺乏睡眠会感到疲劳无力，不利于进行日常运动，从而减少了卡路里消耗。同时睡眠不足会导致情绪问题，焦虑、抑郁等不良情绪会促使大脑寻求食物中的快乐感，增加暴饮暴食可能。

②每减少 30 分钟的睡眠时间，一年后肥胖风险提高 17%，睡眠少于 5 小时的人群超重比例比正常人群至少高 30%。

③夜间睡眠中断可使房颤的发生风险增加 33%，提示保证良好的睡眠可减少房颤的发生。最近一项研究显示经常熬夜可使房颤发生风险增加 16%。睡眠时间过长（>8 小时）或过短（<6 小时）均增加房颤发生风险。

④《健康中国行动（2019~2030）》中建议我国成年人每日平均睡眠时间应保持在 7~8 小

时。一个好的睡眠作息是晚上10：30前上床、11：00入睡，早上7：30起床。这样才能确保身体得到充分休息，第二天精力充沛。

⑤睡眠障碍包括入睡困难、易醒、多梦、睡眠中断等，患者应当积极治疗睡眠障碍并纠正不良睡眠习惯。

12. 压力和坏情绪会让我们变胖吗?

压力往往会导致食欲的波动，让我们增加"自我奖励食物"，更倾向于选择摄入高热量、高糖分的食物，以寻求短暂的情绪安慰，从而增加肥胖的风险。这就是我们生活中常听到的"压力性肥胖"的原理。降低压力、缓解情绪、保持愉悦心情是保持健康体重的重要方法之一。

13. 控制体重, 常照镜子也管用吗?

照镜子可以作为控制体重的一种辅助方法。经常照镜子可以改变认知，本质是一种心理健康疗法，可以帮助我们提高自我意识，在镜子中重新观察自己，判断自己的行为，进而自发产生减肥的动力。

14. 针灸疗法可以做到"躺着也能瘦"吗?

针灸可以调节胃肠的蠕动和消化液的分泌，从而抑制旺盛的食欲，同时还可以改善胰岛素抵抗、增强免疫力、改善脂质代谢，并进而对肥胖并发症的防治起到一定作用。而且针灸减肥是多靶点、多系统作用的结果，这对机体减脂时健康状况的维持起重要作用。耳针、针刺、穴位埋线等可能有助于超重或肥胖患者减重。

15. 超重或肥胖合并"三高"并发症的患者, 经3~6个月调整生活方式后仍无法有效减重, 可考虑药物治疗吗?

可以，生活方式干预是体重管理的基础。当超重或肥胖合并"三高"（即高血压、高血糖和高血脂），经3~6个月的改变生活方式减重无效时，可以咨询医生考虑使用适宜的减重药物。药物治疗应定期进行有效性和安全性评估并及时调整治疗方式。

【一图解惑】

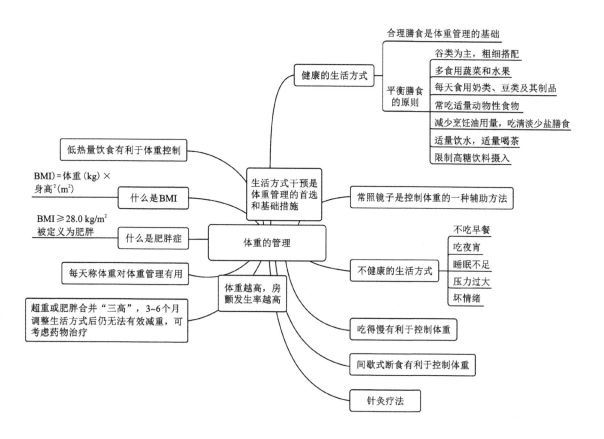

第五节　房颤与睡眠的关系

【知识速览】

在前面的篇章中，我们分析了房颤与饮食、运动以及生活方式之间的关系。接下来，我们将深入探讨房颤与睡眠之间的关系，了解睡眠对房颤的影响，以及如何通过调整睡眠习惯来改善房颤症状。

睡不好，"异样心动"少不了。众所周知，睡眠是我们身心健康的"加油站"，给身体充充电，让大脑歇一歇，有助于身体恢复、能量储备以及大脑功能的调整。然而，现在很多人都面临着睡眠质量差、睡不好觉的问题，这简直成了影响生活品质的一大"拦路虎"。

越来越多的证据表明，房颤的发生风险增加与睡眠障碍之间关系密切，且睡眠障碍可以影响房颤发作的严重程度，睡眠障碍程度越高，房颤的发生风险及房颤发作的严重程度越高。失眠和频繁夜间觉醒都容易导致房颤的发生，失眠的人得房颤的风险比不失眠的人高出1.3倍，而频繁夜间觉醒的人则更高。睡眠与心血管健康息息相关，"异样的心动"可能是心脏发出的预警，大家应好好关注自己的睡眠问题，别让"心"也跟着受累！

睡得好，"异样心动"防得了！健康的睡眠模式有助于降低房颤和缓慢性心律失常的发生风险。研究显示，健康的睡眠模式可以降低29%的房颤或房扑风险，降低35%的缓慢性心律失常风险。而且，这种好处在那些房颤遗传风险较低的人身上更加明显。也就是说，睡得越好，心脏就越健康。

【你问我答小课堂】

1. 什么是睡眠障碍？

睡眠障碍就像咱们睡眠中的小捣蛋鬼。它可能让你的睡眠数量不对，质量不佳，或者时间乱套，它就像是个顽皮的小鬼在跟你捉迷藏。有时候，它只是其他疾病的小症状，有时候，它却是个独立存在的小恶魔，让人头疼不已。

俗话说"知己知彼，百战不殆"。咱们接下来就来好好了解一下睡眠障碍吧！睡眠障碍主要包括7大类型：失眠症、睡眠相关呼吸障碍、嗜睡症、睡眠-觉醒节律障碍、异态睡眠、睡眠相关运动障碍和其他睡眠障碍。

（1）失眠症。

失眠症就是你想睡却怎么也睡不着，或者睡不好，感觉自己没得到充分的休息。这样长期下来，你的幸福感、生活和工作效率都会受到很大的影响。

（2）睡眠相关呼吸障碍。

人们如果在睡眠中呼吸受阻，通常会经历短暂的唤醒，醒来之后会感觉睡了和没睡一样。睡眠相关呼吸障碍者在睡觉时上呼吸道会出现严重紧缩，导致换气不足，甚至会出现短时间（10~30秒）内呼吸停止的极端情况，这被称作睡眠呼吸暂停。

（3）嗜睡症。

患有嗜睡症的人会感觉白天特别困，但真躺下来睡又睡不久，经常在半夜就醒了。睡眠和清醒的转换不稳定。

（4）睡眠-觉醒节律障碍。

有的人明明身体很困，但就是睡不着，因为他们的睡眠和清醒周期跟24小时的自然规律对不上。这就是我们说的睡眠-觉醒节律障碍。

（5）异态睡眠。

异态睡眠是指睡眠期间出现的异常行为，最常见的是意识模糊、睡行症和夜惊。常表现为：梦游、睡眠中异常发声（说话、大叫、咒骂、尖叫等）、惊醒、粗暴猛烈的动作（拳打脚踢、翻滚、跳跃、反复坠床、呼喊等）。

异态睡眠是一种与睡眠相关的以身体多部位的反复的节律性刻板样动作为表现的综合征。主要表现为撞击头部、晃动头部或躯体摆动，也可累及四肢。其中最常见的症状为撞头，或用手和膝盖协同做翻滚动作，把头顶或额部撞向床头或墙壁。发作时不易唤醒，发作过后继续睡眠，醒后通常不能回忆发病经过。

2. 睡眠障碍为什么会导致"异样心动"呢?

其实，到目前为止，睡眠障碍对房颤的产生及房颤发作严重程度的影响机制还是个谜。但关于房颤的危险因素，已经有很多研究报告。而睡眠障碍就是其中的一个重要因素。

睡眠障碍就像一个捣蛋鬼，通过激活自主神经系统，让心房的电生理发生变化，从而诱发房性心动过速和房颤。当这个捣蛋鬼使患者出现缺氧时，它会直接触发化学反射，就像是按下了交感神经的活跃按钮，导致心动过速及血压升高。心动过速和高血压这两个小恶魔也不甘示弱，进一步导致心肌耗氧量增加和心肌内供氧不足，造成睡眠期间心房肌缺血缺氧，从而出现"异样的心动"。

同时这个捣蛋鬼还联合了免疫系统一起搞事情。自主神经系统和免疫系统的激活，还有睡眠障碍导致的炎症变化，都会对心脏的结构、冠状动脉血管和心脏传导造成影响，下丘脑-垂体轴-肾上腺轴也被这个捣蛋鬼影响，它们通过增强交感神经兴奋性和激活肾素-血管紧张素醛固酮系统，引起儿茶酚胺的大量释放。

此外，这个捣蛋鬼还影响了心脏的昼夜节律性。心血管系统存在显著的昼夜节律性，当人体保持正常的睡眠状态时，迷走神经兴奋导致心肌收缩功能降低，窦房结的自律性频率降低，使心率减慢。当正常的睡眠周期及睡眠状态出现紊乱时，心脏的昼夜节律性受到影响，进一步增加了房颤的发生风险及严重程度。

所以，保持正常的睡眠状态至关重要！别让睡眠障碍这个捣蛋鬼有机可乘，让我们的心脏在夜晚也能得到充分的休息。

3. 我们如何来自查是否有睡眠障碍呢？

自查是否有睡眠障碍其实并不复杂。首先，你可以关注自己的睡眠质量。是否经常感觉入睡困难，或者睡眠浅、易醒？醒来后是否感觉疲惫，仿佛没有真正得到休息？其次，你可以观察自己的精神状态。白天是否常常感到困倦、无力，甚至情绪波动大，易怒或焦虑？再次，注意自己的日常生活。是否经常打哈欠，注意力不集中，记忆力下降？如果有这些情况，你可能就存在睡眠障碍了。

然而，这只是一种简单的自查方式，我们也可以通过一些量表客观地评估自己是否存在睡眠障碍，如匹兹堡睡眠质量指数量表(PSQI)，如表 8-11 所示，是一种广泛使用的自我评估量表，该量表被认为是衡量不同人群睡眠质量的通用工具，评估最近 1 个月的睡眠质量，可用于睡眠障碍、精神障碍患者的睡眠质量的评估，同时也可以用于一般人的睡眠质量的评估。

表 8-11　匹兹堡睡眠质量指数量表(PSQI)

条目	项目	评分			
		0 分	1 分	2 分	3 分
1	近 1 个月，晚上上床睡觉通常几点钟				
2	近 1 个月，从上床到入睡通常需要的时间	≤15 分钟	16~30 分钟	31~60 分钟	60 分钟以上
3	近 1 个月，通常早上_____点起床				
4	近 1 个月，每夜通常实际睡眠时间（不等于卧床时间）	>7 小时	6~7 小时	5~6 小时	<5 小时
5	近 1 个月，因下列情况影响睡眠而烦恼：				
	a. 入睡困难(30 分钟内不能入睡)	无	<1 次/周	1~2 次/周	≥3 次/周
	b. 夜间易醒或早醒	无	<1 次/周	1~2 次/周	≥3 次/周
	c. 夜间去厕所	无	<1 次/周	1~2 次/周	≥3 次/周
	d. 呼吸不畅	无	<1 次/周	1~2 次/周	≥3 次/周
	e. 咳嗽或鼾声高	无	<1 次/周	1~2 次/周	≥3 次/周

续表 8-11

条目	项目	评分			
		0 分	1 分	2 分	3 分
5	f. 感觉冷	无	<1 次/周	1~2 次/周	≥3 次/周
	g. 感觉热	无	<1 次/周	1~2 次/周	≥3 次/周
	h. 做噩梦	无	<1 次/周	1~2 次/周	≥3 次/周
	i. 疼痛不适	无	<1 次/周	1~2 次/周	≥3 次/周
	j. 其他影响睡眠的事情	无	<1 次/周	1~2 次/周	≥3 次/周
6	近 1 个月,总的来说,您认为自己的睡眠质量	很好	较好	较差	很差
7	近 1 个月,您用药物催眠的情况	无	<1 次/周	1~2 次/周	≥3 次/周
8	近 1 个月,您常感到困倦吗	无	<1 次/周	1~2 次/周	≥3 次/周
9	近 1 个月,您做事情的精力不足吗	没有	偶尔有	有时有	经常有

有了自测表格,如何来进行分数统计及分析呢? 如表 8-12 所示。

表 8-12 PSQI 各成分含义及计分方法

成分	计分方法	得分
A 睡眠质量	根据条目 6 的应答计分	条目 6 得分_____
B 入睡时间	累加条目 2 和 5a 的计分 "0"则计 0 分 "1~2"则计 1 分 "3~4"则计 2 分 "5~6"则计 3 分	累加分为_____
C 睡眠时间	根据条目 4 的应答计分	条目 4 得分_____
D 睡眠效率	根据条目 1、3 和 4 计算睡眠效率 计算方法:睡眠效率=条目 4(睡眠时间)/床上时间(即条目 3-条目 1)×100% ">85%"则计 0 分 "75~84%"则计 1 分 "65~74%"则计 2 分 "<65%"则计 3 分	睡眠效率为_____

续表 8-12

成分	计分方法	得分
E 睡眠障碍	累加条目 5b 至 5j 的计分 "1"则计 0 分 "1~9"计 1 分 "0~18"计 2 分 "19~27"计 3 分	累加分为_____
F 催眠药物	根据条目 7 的应答计分	条目 7 得分_____
G 日间功能障碍	累加条目 8 和 9 的得分 "0"：则计 0 分 "1~2"计 1 分 "3~4"计 2 分 "5~6"计 3 分	累加分为_____

PSQI 总分＝成分 A+成分 B+成分 C+成分 D+成分 E+成分 F+成分 G＝_____

匹兹堡睡眠质量指数(PSQI)量表总分为 21 分，PSQI 得分≤5 分，表示睡眠质量较好；PSQI 得分>5 分提示存在睡眠问题，得分越高，睡眠质量越差。

当然，自查只是初步判断，真正的诊断还需要医生进行专业评估。所以，如果你怀疑自己可能存在睡眠障碍，最好及时寻求医生的帮助，进行专业的诊断和治疗。

4. 打呼噜与房颤相关吗？

你是否听说过"睡梦中的情侣"呢？打呼噜和心律失常就是其中之一，它们出双入对，关系紧密。

打呼噜，或者更专业地说，睡眠呼吸暂停，可是个隐藏的心脏杀手。研究显示，阻塞性睡眠呼吸暂停综合征(OSAHS)是导致房颤的重要原因。40%~50% 的房颤患者都有 OSAHS 问题。而且，OSAHS 患者的房颤风险比正常人高 4 倍，房颤的发生和 OSAHS 的严重程度呈正比。

为什么房颤与 OSAHS 关系如此密切？原来，睡眠呼吸暂停会影响到我们心脏的氧气供应。当呼吸中断或变浅时，大脑和身体得不到足够的氧气，就像被憋着一样，身体就会进入应激状态，从而诱发房颤。而且，OSAHS 还会引起血压和血糖的升高，这些都是房颤的高危因素。更糟糕的是，如果 OSAHS 未得到治疗，房颤的情况可能会加重，甚至引发心血管意外和脑卒中。

所以，大家一定要注意自己的睡眠呼吸问题，别让这对"睡梦中的情侣"偷偷伤害你的"心"！

5. 半夜房颤发作我们如何是好?

你是否曾在半夜突然从睡梦中惊醒,心跳加速,感觉心脏好像要从胸腔里跳出来一样?这可能并不是简单的做噩梦或者睡眠问题,特别是对于那些已经患有房颤的人来说,很可能是你的心脏在发出"求救"信号。那房颤在半夜发作我们该怎么办呢?

(1)合理体位休息。

房颤发作时应及时躺下休息,因为在房颤急性发作时,突然血液循环波动,容易出现低血压引起摔倒。

(2)克服紧张情绪。

尽管房颤的发作可能会让你感到恐惧和不安,但保持冷静是非常重要的,因为你越紧张越容易加重症状并诱发其他疾病。

(3)监测血压和脉搏。

房颤患者建议家中常备血压计,发作时尽快测量血压,如果血压不稳定(明显低于平常血压),应及时就医。房颤患者要学会自行监测脉搏,如图8-10所示。具体方法为:左手掌朝上,用右手手指放在左手桡动脉上轻压,与图左右相反,感觉脉搏的跳动,除了记数1分钟的脉率外,还要感受脉搏跳动是否规律。正常脉搏节律整齐,搏动均匀,而房颤脉搏的节律忽强忽弱,强弱不等。

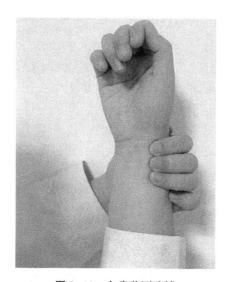

图8-10　自我监测脉搏

(4)刺激迷走神经。

房颤发作时患者可以进行深呼吸、刺激咽部或按压眼眶等方式进行自我缓解,这些方法可以刺激迷走神经,使迷走神经兴奋,从而缓解房颤的症状。

如果房颤持续发作无法自我缓解,应及时就医,并尝试记录下发作的时间和症状。这有助于医生更准确地了解你的病情,以便制订更有效的治疗方案。

6.睡得好，房颤少，那睡多久为最佳呢？

研究表明，睡眠时间过长（超过 8 小时）或过短（低于 6 小时）均会增加房颤的发生风险。此外，午睡时间过长也会增加房颤风险。理想的睡眠时长应为 6~8 小时，午睡最佳时长则为 15~30 分钟。

7.睡得好，房颤少，那睡觉姿势是否有讲究呢？

睡觉这事儿，对一般人而言是无须过多关注睡眠姿势的，怎么舒服就怎么来。但是如果你既容易打鼾，又患有房颤，就需要注意你的睡姿了。

之前我们提到睡眠呼吸暂停与房颤息息相关。值得注意的是，有些人在平躺睡眠时，打鼾问题加剧，这种现象被称为"体位性 OSAHS"。那么，为何会出现此类情况呢？原因在于，当我们处于平卧位时，咽腔口径会相对缩小，气流在通过狭窄部位时容易产生鼾声。然而，当人体侧卧时，咽腔口径相应扩大，呼吸更为流畅，从而缓解了鼾声问题。因此，对于 OSAHS 合并房颤的患者，若在夜间佩戴无创呼吸机入睡，则无须过分担忧睡姿问题。然而，对于症状较轻并未使用无创呼吸机的患者，建议尽量选择侧卧姿势。

8.如何让"心"休息好，减少"异样的心动"？

（1）作息规律，锻炼跟上。

怎么才能让你的睡眠稳稳当当呢？首先，每天晚上到了睡觉时间点就放下手机。早上也按时起床，保持作息有规律。同时，锻炼是关键！每天动一动，深度睡眠更长久。

（2）睡前放松来助力。

睡前放松也是非常重要的！睡前可以进行深呼吸、听轻音乐、瑜伽或冥想，让身心都放松下来。还有，千万别在睡前做剧烈运动，否则你可能会翻来覆去都睡不着哦！

（3）睡眠环境不忽视。

一个安静、温馨且舒适的睡眠环境对于确保良好睡眠至关重要。若夜间频繁受到噪声干扰，可考虑使用白噪音、耳塞或隔音设备等方法来减轻影响。此外，还需关注卧室的舒适温度，以保证睡眠质量。

（4）避免刺激。

晚上睡觉前应避免喝咖啡、浓茶、碳酸饮料等刺激性的饮品，因为这些刺激性的饮品可以刺激神经系统，导致兴奋和失眠，影响睡眠质量。为了好睡眠，这些不好习惯都应戒掉！

如果睡眠质量持续较差，可以咨询医生适当服用助眠的药物或进行非药物疗法，如放松疗法、音乐疗法、中医疗法等。

总之，房颤患者应重视睡眠质量，调整生活方式、按时作息、锻炼身体、减少噪声、调整室内温度、避免刺激。你的睡眠质量提高了，心脏也能得到很好的休息和滋养，实现与"颤"共存！

【一图解惑】

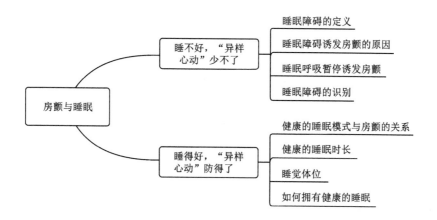

第六节　房颤与情绪——不容忽视的"双心"话题

【知识速览】

"心病还需心药医"，这句俗语揭示了心理健康与心血管疾病之间的紧密联系。多项研究证实，房颤与心理疾病之间存在相互因果关系，负面情绪被视为房颤的高危诱因。压力、抑郁和焦虑等因素可通过激活神经和内分泌系统、打乱自主神经和免疫过程，直接对心血管系统产生影响，或改变人类行为，间接增加心血管病风险，从而增加了高血压、心梗、心律失常和心力衰竭的发病率。而一旦患有房颤，患者也更易产生焦虑和抑郁情绪，形成恶性循环。因此，维护心理健康对于房颤的预防和治疗具有重大意义。接下来让我们一起走进"双心"世界，共同探索房颤与情绪的关系，学习如何在与"颤"共存的生活中保持心理平衡。

【你问我答小课堂】

1. 什么是"双心"呢?

"双心医学"这个概念是 1995 年由胡大一教授提出的，医者，看的是病，救的是心，开的是药，给的是情。换句话说，"双心医学"是使医学变得温暖、医患关系变得和谐的一门医学。这里的"心"一方面是指心脏，一方面是指心理。而心脏与心理之间互相影响，最终导致心血管疾病和/或心理疾病的发生及加重。乐观的心态可减轻心脏的负担，抑郁或长期压力过大、悲观情绪等心理状态可以导致身体问题。双心疾病即"心脏疾病+心理疾病"，需要患者及医务工作者能及时识别，"双心"同时治疗，使"双心共赢"，达到身体和心理上的真正健康。

2. 什么是情绪呢?

情绪是一种心理现象。人们每天都会体验到各种各样的情绪，例如美食让人心情愉悦，辅导孩子做功课会把家长气得"心脏病发作"；人们一生中的重要经历也都伴随着强烈的情绪体验，例如孩子的出生会带来巨大喜悦，亲人的离世伴随着极大的悲伤和痛苦。可以说，人们离不开情绪。那么，究竟什么是情绪呢？

通俗地讲情绪是一种主观感受，这种主观感受既不是生理反应（身体感觉），也不是想法，而是一种内心的感觉。我们本能地遇到开心的事会笑；遇到触碰底线的事会生气；遇到烦心事会忧伤；遇到解决不了的事情会畏惧；遇到两情相悦的人会喜爱；遇到喜欢的事物会渴望拥有。

正常情况下，情绪是精神活动的外在表现，是人对外界刺激和体内刺激的保护性反应，不会致病。但是情绪过激，或者长时间的不良情绪刺激，超过人体正常的调节范围，则会损伤脏腑，导致疾病的产生。

3. 情绪千万种，何为不良呢？

医学博士约翰·辛德莱尔在《情绪革命》一书中指出："生活中76%的常见病，都是由不良情绪所引起的，情绪生病比身体生病更可怕。"人生在世，面对形形色色的压力，难免会有情绪失控的时候。那究竟什么是不良情绪呢？

不良情绪是指一个人对客观刺激进行反应之后所产生的过度体验。焦虑、紧张、愤怒、沮丧、悲伤、痛苦、难过、不快、忧郁等情绪均属于不良情绪。追根溯源，不良情绪主要包括以下两种：一种是过于强烈的情绪反应，如狂喜、暴怒、悲痛欲绝等，就如《儒林外史》中屡试不第的穷书生范进，在突然听到自己中了举人的消息后，喜极发疯，患了癫狂病；另一种为持久性的消极情绪，是指人在引起悲、忧、恐、惊、怒、躁等这些不良情绪的因素消失之后，仍很长时间沉浸在消极、沮丧、悲伤状态中无法自拔，恢复不了正常状态。这两种情况都会影响正常的生活和工作，引发身心疾病。

4. 哪些不良情绪会诱发房颤呢？

研究表明，不良情绪与房颤风险有一定的关系。具有易怒、敌意性格以及愤怒症状的人，其发生房颤的风险较常人分别增加10%、30%和20%，这些数据直观地反映了不良情绪对房颤风险的显著影响。同时，紧张情绪也被证实为房颤的一个重要诱因。研究显示，紧张状态下的个体，其房颤风险可增加24%。除了单一的不良情绪因素外，整体的不良情绪状态对房颤的发作风险也有显著影响。研究指出，长期的不良情绪（如愤怒、压力、急躁、焦虑、抑郁等）可使房颤发作风险提高3~6倍。同时压力和负面情绪也会助长酗酒、缺乏运动和不健康饮食等的不良生活方式，继而引起房颤。所以在日常生活和工作过程中，妥当应对压力和紧张情绪对于降低房颤风险具有深远意义。

5. 不良情绪为什么会诱发房颤呢？

很多人都觉得难以置信，情绪不好居然会引发房颤。确实，这听起来可能有些不可思议，但科学已经证明了不良情绪与房颤之间的紧密联系。

当我们陷入愤怒、焦虑等负面情绪时，我们的身体会经历一系列生理变化，这些变化可能对心脏产生不良影响。

从生理层面来看，不良情绪如愤怒、焦虑等会导致交感神经系统的过度激活。比如当我们参加一个生命中很重要的考试，或者会见重要的人物，这时候人会不自然地心跳加速、面色潮红、两手发抖、手心出汗，有的甚至前一夜就会出现失眠、尿急等表现，这些症状都与我们身体的自主神经有关。什么是自主神经呢？人们常说的"神经衰弱"或者经常听到的"植物神经紊乱"说的就是它。自主神经包括交感神经和副交感神经，交感神经号称"白天的兴奋剂"，它负责调节我们的应激反应。当我们在比较紧张、焦虑的情绪状态下时，我们的交感神经被激活，它管辖内的"捣乱分子"开始各种找事，让你心率增快、胃肠功能紊乱、血压升高、心脏承受更大的负担，如图8-11所示。长期处于这种状态下，心脏的肌肉结构和电生理功能可能受到影响，从而增加房颤的发生风险。

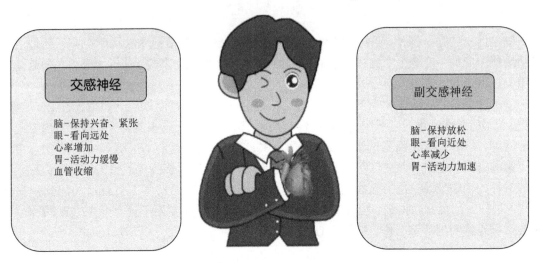

图8-11　交感神经和副交感神经兴奋的表现

此外，不良情绪还会影响心脏的神经递质平衡。心脏不仅是一个泵血器官，还是一个具有复杂电生理活动的器官。心脏内的神经递质，如乙酰胆碱、去甲肾上腺素和多巴胺等，对心脏的电生理活动有重要调节作用。在焦虑、抑郁状态下，交感神经缩短心房不应期，导致动作电位时程交替，此时肾上腺素神经激动，可能诱发心房异位激动，进而引发折返并导致房颤发作。

从心理层面来看，不良情绪会导致心理应激反应，影响个体的认知和行为。长期处于焦虑、抑郁等负面情绪状态下的人，往往容易出现注意力不集中、记忆力下降、决策能力减弱等问题。这些问题可能进一步影响个体的生活方式和健康管理，如减少运动、增加不良饮食等，从而增加房颤的风险。

6. 房颤会产生哪些不良情绪呢？

房颤不仅仅是一种心脏疾病，还可能引发一系列不良情绪。房颤患者由于对疾病不够了解、身体不适、自身性格的差异以及抗心律失常药物的不良反应等原因，容易出现焦虑、抑郁、恐惧等心理问题。研究表明，房颤患者合并抑郁、焦虑的比例分别为33%、38%，且抑郁、焦虑的程度与房颤患者生活质量息息相关。

焦虑是房颤患者中常见的情绪反应。患者可能会担心自己的健康状况，害怕心脏出现问题，这种担忧会导致他们感到紧张不安，无法放松。长期的焦虑情绪还可能加重房颤的症状，形成恶性循环。

恐惧也是房颤患者常见的情绪反应之一。突然发作的房颤可能会让患者感到惊恐，担心自己是否会突然倒下或失去意识。许多患者对房颤缺乏足够的认识，误认为房颤等同于心脏猝死，从而引发恐慌。这种恐慌情绪不仅不利于房颤的治疗，还可能对患者的生命安全造成威胁。

沮丧情绪在房颤患者中也比较常见。由于长期的房颤症状可能会影响患者的工作、生活和社交活动，使他们感到自己失去了许多乐趣和享受。这种沮丧感可能会导致患者对治疗失去信心，影响治疗效果和康复速度。

同时房颤本身可以导致自主神经重构，影响患者的神经系统功能。自主神经对情绪具有调节作用，因此，房颤患者在情绪调节方面可能会出现障碍，进一步加重心理负担。

7. 我们应该如何识别不良情绪?

不良情绪是提醒我们身体处于匮乏状态，其本质是需要(包括心理需要、生理需要以及欲望等)没有得到满足!

"踢猫效应"你也许听过：经理因起床晚导致迟到，心情烦躁，训斥秘书。秘书回家看到儿子不写作业，愤怒地打了他。儿子生气踢飞了家里的猫，猫逃到街上引发车祸，撞伤了孩子。这就是心理学上著名的"踢猫效应"，描绘的是一种典型的坏情绪的传染所导致的恶性循环。它告诉我们，情绪是具有感染力和传递性的，如果我们不学会管理和控制自己的情绪，很可能会把负面情绪传递给他人，从而引发一系列的连锁反应，造成不可预测的后果。

在房颤患者的日常生活中，尤其需要注意"踢猫效应"的影响。房颤患者的身体本身就比较虚弱，情绪容易受到影响，一旦遇到不如意的事情，很可能会产生过激的情绪反应。如果不及时调整和管理自己的情绪，很容易将这种负面情绪传递给家人、朋友或者医护人员，造成家庭关系紧张、医患矛盾等问题，进一步加重患者的心理负担和病情。

因此，房颤患者应该学会通过观察自己的一些行为和感受来初步判断自己的情绪状态是否良好。比如，如果你经常感到心情低落、缺乏兴趣、疲惫不堪，或者容易发脾气、焦虑不安、失眠等，这些都可能是不良情绪的表现。此外，你还可以尝试使用一些自我评估工具，如焦虑自评量表、抑郁自评量表等，来更准确地了解自己的情绪状态。

对于不同的情绪分别有不同的测量评估方法，附表详见于本章节文末。

8. 当房颤合并不良情绪时, 我们怎么办?

当房颤遇上不良情绪，确实是一个需要谨慎应对的问题。除常规治疗房颤外，患者的精神心理情绪的管理也不容忽视。情绪就像人的"影子"一样，每天与我们相伴，人有不良情绪很正常，但是如果长期沉溺于不良情绪之中且无法调整，那是很严重的问题。有效的情绪管理是建立人际关系的"润滑剂"，是身心健康的"护航者"。遇到不良情绪，我们可以尝试着通过转移注意力、向人倾诉等方式进行调节，如图8-12所示。对不良情绪的干预应采取心理治疗、药物治疗及综合治疗相结合的方式。其中心理治疗是中心，药物治疗是辅助，必要时可综合治疗。

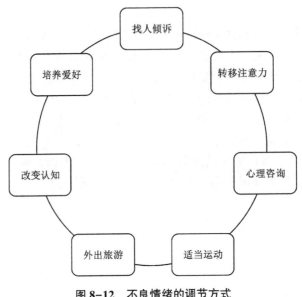

图 8-12　不良情绪的调节方式

（1）心理治疗。

心理治疗通过心理干预、认知行为治疗等方式帮助缓解患者的焦虑和抑郁情绪。

①认识不良情绪，并分析其产生的原因。找到根源，客观评价，可以帮助个体有效理解自身情绪反应，从而能够改变以后的情绪反应。

②转移注意力。当遇到让自己感觉难以处理的情绪或者事件时，行之有效的办法是有意识地转移注意力，做一些其他的事情。比如，听音乐、散步、运动、唱歌、找人聊天倾诉。一方面可以避免个体陷入自己的情绪中无法摆脱，另一方面可以寻求外界的支持，帮助进行理性分析。

③合理发泄情绪。在适当的场合，用适当的方式来排解心中的不良情绪，发泄可以防止不良情绪对人体产生危害。

④运动调节

太极拳（如图 8-13 所示）：打太极拳不仅需要肢体协调，动作轻柔，呼吸有节奏，还需要精神高度集中，排除杂念，有利于调节中枢神经，缓解压力。每天练太极拳 20 分钟减压效果最好。

瑜伽（如图 8-14 所示）：研究表明，瑜伽训练可显著减少症状性房颤和无症状性房颤的发作，还能够改善患者的身体机能、心理健康状况及生活质量，并缓解焦虑抑郁情绪，可作为房颤患者常规疗法的补充。

⑤认知重评。认知重评是指我们以一种更加积极的方式理解使人产生挫折、生气、厌恶等负性情绪的事件，或者对情绪事件进行合理化。通俗地说就是换个角度来审视自己的情绪，比如没有赶上公交车的时候安慰自己不要生气，是小事情，正好有理由打出租车回家，

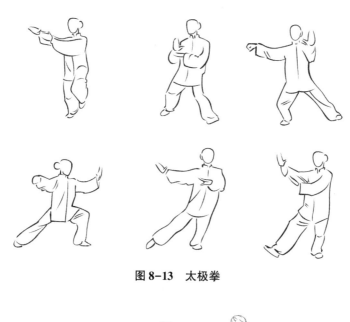

图 8-13　太极拳

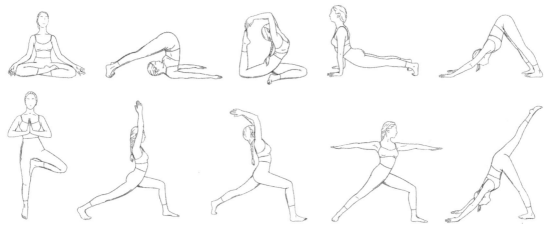

图 8-14　瑜伽

如图 8-15 所示。对于很多客观现实，我们在很大程度上确实不太能左右，但是我们可以决定自己怎么看待这些事情，起码能让们内心更好受一点，让我们更积极主动地面对问题。

⑥建立健全社会及家庭体系。当有自己感到困惑的情绪时，不要急于否定或胡乱猜测，可以将自己的遭遇倾诉给自己的朋友、家人及医生。旁观者清，支持系统不仅是情感支持，也可以作为理性意见的参考，也是经验的重组与总结。社会和家庭的支持对房颤伴心理障碍患者的康复至关重要。

（2）药物治疗。

对于房颤合并焦虑抑郁患者的药物治疗，应咨询医生后正确服用药物。药物治疗可以改善患者的焦虑和抑郁症状，提高患者依从性，从而改善房颤的预后，降低复发率。同时有助于调节心理状态和自主神经功能，减少心肌缺血和心律失常，进而减少不良心脑血管事件。此外，心理状态的改善还能调节内分泌和免疫功能。

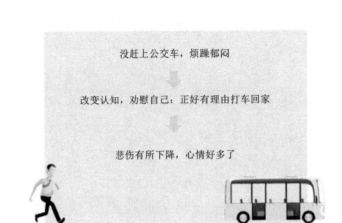

没赶上公交车，烦躁郁闷

改变认知，劝慰自己：正好有理由打车回家

悲伤有所下降，心情好多了

图8-15　认知重评举例

（3）综合治疗。

综合治疗包括中医情志护理、改变不良生活和饮食习惯、渐进性肌肉放松疗法及适当锻炼等。实践证明，综合治疗不仅可以改善房颤患者的活动耐力及生理功能，还能够改善患者的心理状态。

总之，房颤患者合并不良情绪时，应采取综合治疗措施。心理治疗是核心，药物治疗是辅助，必要时可结合其他治疗方法。同时，患者自身应积极调整心态，保持乐观向上的精神状态，了解房颤与心理问题的关系，学会自我调节和应对不良情绪，更好地与"颤"共存。

 【一图解惑】

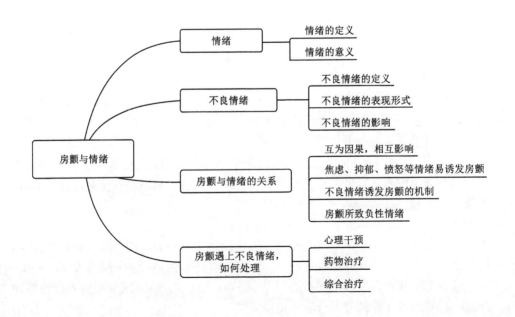

附表1：积极和消极情感量表(PANAS)

积极和消极情感量表(positive and negative affect schedule，PANAS)是一种评估个体在不同情绪状态下的自我感受量表，通过自我评估，可以对自己情感状态有更深入的理解。PANAS量表分为两个部分，包含积极情感层面(positive affect)(10名词)与消极情感层面(negative affect)(10名词)的情绪描述词，总共20个名词。

积极和消极情感量表(PANAS)

情感体验	评分				
积极情感	1	2	3	4	5
1.感兴趣的	很少，几乎没有	有一点	中等	很多	非常多
2.兴奋的	很少，几乎没有	有一点	中等	很多	非常多
3.坚强的	很少，几乎没有	有一点	中等	很多	非常多
4.热情的	很少，几乎没有	有一点	中等	很多	非常多
5.自豪的	很少，几乎没有	有一点	中等	很多	非常多
6.警觉的	很少，几乎没有	有一点	中等	很多	非常多
7.激动的	很少，几乎没有	有一点	中等	很多	非常多
8.坚决的	很少，几乎没有	有一点	中等	很多	非常多
9.专心的	很少，几乎没有	有一点	中等	很多	非常多
10.活跃的	很少，几乎没有	有一点	中等	很多	非常多
消极情感	1	2	3	4	5
11.苦恼的	很少，几乎没有	有一点	中等	很多	非常多
12.心烦的	很少，几乎没有	有一点	中等	很多	非常多
13.内疚的	很少，几乎没有	有一点	中等	很多	非常多
14.恐惧的	很少，几乎没有	有一点	中等	很多	非常多
15.敌意的	很少，几乎没有	有一点	中等	很多	非常多
16.烦躁的	很少，几乎没有	有一点	中等	很多	非常多
17.羞愧的	很少，几乎没有	有一点	中等	很多	非常多

续表

情感体验	评分				
18. 紧张的	很少，几乎没有	有一点	中等	很多	非常多
19. 焦虑的	很少，几乎没有	有一点	中等	很多	非常多
20. 害怕的	很少，几乎没有	有一点	中等	很多	非常多

评分说明：积极情感分数：将条目 1~10 的分数相加，分数越高代表更高水平的积极影响。

消极情感分数：将条目 11~20 的分数相加，分数越高代表消极影响水平越高。积极情感分数高表示个体精力旺盛，能全身心关注生活和工作，拥有快乐的情绪，分数低表示冷漠。消极情感分数高则表示个体主观感觉困惑、痛苦，分数低则表示镇定。需要注意的是，PANAS 是一份自我测量表，因此所评估的结果可能并不一定准确，因为人们会高估或低估他们对自己情绪的体验。

附表 2：症状自评量表（SCL-90）

症状自评量表（self-reporting inventory），又名 90 项症状清单（SCL-90），是世界上最著名的心理健康测试量表之一，用于测量个体的心理健康水平。该量表共有 90 个项目，从感觉、情感、思维、意识、行为直到生活习惯、人际关系、饮食睡眠等多种角度，评定一个人是否有某种心理症状及其严重程度如何。

症状自评量表（SCL-90）

条目	评分				
	1	2	3	4	5
1. 头痛	没有	很轻	中等	偏重	严重
2. 神经过敏，心中不踏实	没有	很轻	中等	偏重	严重
3. 头脑中有不必要的想法或字句盘旋	没有	很轻	中等	偏重	严重
4. 头晕或晕倒	没有	很轻	中等	偏重	严重
5. 对异性的兴趣减退	没有	很轻	中等	偏重	严重
6. 对旁人责备求全	没有	很轻	中等	偏重	严重
7. 感到别人能控制你的思想	没有	很轻	中等	偏重	严重
8. 责怪别人制造麻烦	没有	很轻	中等	偏重	严重

续表

条目	评分				
	1	2	3	4	5
9. 忘记性大	没有	很轻	中等	偏重	严重
10. 担心自己的衣饰整齐及仪态的端正	没有	很轻	中等	偏重	严重
11. 容易烦恼和激动	没有	很轻	中等	偏重	严重
12. 胸痛	没有	很轻	中等	偏重	严重
13. 害怕空旷的场所或街道	没有	很轻	中等	偏重	严重
14. 感到自己的精力下降，活动减慢	没有	很轻	中等	偏重	严重
15. 想结束自己的生命	没有	很轻	中等	偏重	严重
16. 听到旁人听不到的声音	没有	很轻	中等	偏重	严重
17. 发抖	没有	很轻	中等	偏重	严重
18. 感到大多数人都不可信任	没有	很轻	中等	偏重	严重
19. 胃口不好	没有	很轻	中等	偏重	严重
20. 容易哭泣	没有	很轻	中等	偏重	严重
21. 同异性相处时感到害羞不自在	没有	很轻	中等	偏重	严重
22. 感到受骗，中了圈套或有人想抓您	没有	很轻	中等	偏重	严重
23. 无缘无故地突然感到害怕	没有	很轻	中等	偏重	严重
24. 自己不能控制地大发脾气	没有	很轻	中等	偏重	严重
25. 怕单独出门	没有	很轻	中等	偏重	严重
26. 经常责怪自己	没有	很轻	中等	偏重	严重
27. 腰痛	没有	很轻	中等	偏重	严重
28. 感到难以完成任务	没有	很轻	中等	偏重	严重
29. 感到孤独	没有	很轻	中等	偏重	严重
30. 感到苦闷	没有	很轻	中等	偏重	严重
31. 过分担忧	没有	很轻	中等	偏重	严重
32. 对事物不感兴趣	没有	很轻	中等	偏重	严重

续表

条目	评分				
	1	2	3	4	5
33. 感到害怕	没有	很轻	中等	偏重	严重
34. 我的感情容易受到伤害	没有	很轻	中等	偏重	严重
35. 旁人能知道您的私下想法	没有	很轻	中等	偏重	严重
36. 感到别人不理解您不同情您	没有	很轻	中等	偏重	严重
37. 感到人们对您不友好，不喜欢您	没有	很轻	中等	偏重	严重
38. 做事必须做得很慢以保证做得正确	没有	很轻	中等	偏重	严重
39. 心跳得很厉害	没有	很轻	中等	偏重	严重
40. 恶心或胃部不舒服	没有	很轻	中等	偏重	严重
41. 感到比不上他人	没有	很轻	中等	偏重	严重
42. 肌肉酸痛	没有	很轻	中等	偏重	严重
43. 感到有人在监视您、谈论您	没有	很轻	中等	偏重	严重
44. 难以入睡	没有	很轻	中等	偏重	严重
45. 做事必须反复检查	没有	很轻	中等	偏重	严重
46. 难以作出决定	没有	很轻	中等	偏重	严重
47. 怕乘电车、公共汽车、地铁或火车	没有	很轻	中等	偏重	严重
48. 呼吸有困难	没有	很轻	中等	偏重	严重
49. 一阵阵发冷或发热	没有	很轻	中等	偏重	严重
50. 因为感到害怕而避开某些东西、场合或活动	没有	很轻	中等	偏重	严重
51. 脑子变空了	没有	很轻	中等	偏重	严重
52. 身体发麻或刺痛	没有	很轻	中等	偏重	严重
53. 喉咙有梗塞感	没有	很轻	中等	偏重	严重
54. 感到对前途没有希望	没有	很轻	中等	偏重	严重
55. 不能集中注意力	没有	很轻	中等	偏重	严重
56. 感到身体的某一部分软弱无力	没有	很轻	中等	偏重	严重

续表

条目	评分				
	1	2	3	4	5
57. 感到紧张或容易紧张	没有	很轻	中等	偏重	严重
58. 感到手或脚发沉	没有	很轻	中等	偏重	严重
59. 想到有关死亡的事	没有	很轻	中等	偏重	严重
60. 吃得太多	没有	很轻	中等	偏重	严重
61. 当别人看着您或谈论您时感到不自在	没有	很轻	中等	偏重	严重
62. 有一些不属于您自己的想法	没有	很轻	中等	偏重	严重
63. 有想打人或伤害他人的冲动	没有	很轻	中等	偏重	严重
64. 醒得太早	没有	很轻	中等	偏重	严重
65. 必须反复洗手、点数或触摸某些东西	没有	很轻	中等	偏重	严重
66. 睡得不稳不深	没有	很轻	中等	偏重	严重
67. 有想摔坏或破坏东西的冲动	没有	很轻	中等	偏重	严重
68. 有一些别人没有的想法或念头	没有	很轻	中等	偏重	严重
69. 感到对别人神经过敏	没有	很轻	中等	偏重	严重
70. 在商店或电影院等人多的地方感到不自在	没有	很轻	中等	偏重	严重
71. 感到任何事情都很难做	没有	很轻	中等	偏重	严重
72. 一阵阵地感到恐惧或惊恐	没有	很轻	中等	偏重	严重
73. 感到在公共场合吃东西很不舒服	没有	很轻	中等	偏重	严重
74. 经常与人争论	没有	很轻	中等	偏重	严重
75. 单独一人时神经很紧张	没有	很轻	中等	偏重	严重
76. 别人对您的成绩没有作出恰当的评价	没有	很轻	中等	偏重	严重
77. 即使和别人在一起也感到孤单	没有	很轻	中等	偏重	严重
78. 感到坐立不安、心神不宁	没有	很轻	中等	偏重	严重
79. 感到自己没有什么价值	没有	很轻	中等	偏重	严重
80. 感到熟悉东西变得陌生或不像是真的	没有	很轻	中等	偏重	严重

续表

条目	评分				
	1	2	3	4	5
81. 大叫或摔东西	没有	很轻	中等	偏重	严重
82. 害怕会在公共场合晕倒	没有	很轻	中等	偏重	严重
83. 感到别人想占您的便宜	没有	很轻	中等	偏重	严重
84. 为一些有关"性"的想法而很苦恼	没有	很轻	中等	偏重	严重
85. 认为应该因为自己的过错而受到惩罚	没有	很轻	中等	偏重	严重
86. 感到要赶快把事情做完	没有	很轻	中等	偏重	严重
87. 感到自己的身体有严重问题	没有	很轻	中等	偏重	严重
88. 从未感到和其他人很亲近	没有	很轻	中等	偏重	严重
89. 感到自己有罪	没有	很轻	中等	偏重	严重
90. 感到自己的脑子有毛病	没有	很轻	中等	偏重	严重

　　SCL-90 量表一般采取 1~5 分的 5 级评分标准。从 1 分代表没有症状到 5 分代表症状严重,依次递进。评定的时间范围为过去 1 周内。总分即为 90 个项目的得分总和,反映心理健康状况的总体水平,总分越高,说明心理健康状况越差,反之越好。总分 160 分为临床界限,超过 160 分说明测试人可能存在着某种心理障碍。

附表 3: 焦虑自评量表(SAS)

　　焦虑自评量表(SAS)用于评出有焦虑症状的个体的主观感受。SAS 测评近一周内的症状水平,评分不受年龄、性别、经济状况等因素的影响,但如果应试者文化程度较低或智力水平较差不能进行自评。

焦虑自评量表(SAS)

条目	评分			
	1	2	3	4
1. 我觉得比平常容易紧张和着急(焦虑)	没有或很少时间有	有时有	大部分时间有	绝大部分或全部时间都有

续表

条目	评分			
	1	2	3	4
2.我无缘无故地感到害怕(害怕)	没有或很少时间有	有时有	大部分时间有	绝大部分或全部时间都有
3.我容易心里烦乱或觉得惊恐(惊恐)	没有或很少时间有	有时有	大部分时间有	绝大部分或全部时间都有
4.我觉得我可能将要发疯(发疯感)	没有或很少时间有	有时有	大部分时间有	绝大部分或全部时间都有
5.我觉得一切都很好,也不会发生什么不幸(不幸预感)	没有或很少时间有	有时有	大部分时间有	绝大部分或全部时间都有
6.我手脚发抖打颤(手足颤抖)	没有或很少时间有	有时有	大部分时间有	绝大部分或全部时间都有
7.我因为头痛,颈痛和背痛而苦恼(躯体疼痛)	没有或很少时间有	有时有	大部分时间有	绝大部分或全部时间都有
8.我感觉容易衰弱和疲乏(乏力)	没有或很少时间有	有时有	大部分时间有	绝大部分或全部时间都有
9.我觉得心平气和,并且容易安静坐着(静坐不能)	没有或很少时间有	有时有	大部分时间有	绝大部分或全部时间都有
10.我觉得心跳很快(心慌)	没有或很少时间有	有时有	大部分时间有	绝大部分或全部时间都有
11.我因为一阵阵头晕而苦恼(头晕)	没有或很少时间有	有时有	大部分时间有	绝大部分或全部时间都有
12.我有晕倒发作或觉得要晕倒似的(晕厥感)	没有或很少时间有	有时有	大部分时间有	绝大部分或全部时间都有
13.我呼气吸气都感到很容易(呼吸困难)	没有或很少时间有	有时有	大部分时间有	绝大部分或全部时间都有
14.我手脚麻木和刺痛(手足刺痛)	没有或很少时间有	有时有	大部分时间有	绝大部分或全部时间都有

续表

条目	评分			
	1	2	3	4
15. 我因为胃痛和消化不良而苦恼(胃痛或消化不良)	没有或很少时间有	有时有	大部分时间有	绝大部分或全部时间都有
16. 我常常要小便(尿意频繁)	没有或很少时间有	有时有	大部分时间有	绝大部分或全部时间都有
17. 我的手常常是干燥温暖的(多汗)	没有或很少时间有	有时有	大部分时间有	绝大部分或全部时间都有
18. 我脸红发热(面部潮红)	没有或很少时间有	有时有	大部分时间有	绝大部分或全部时间都有
19. 我容易入睡并且一夜睡得很好(睡眠障碍)	没有或很少时间有	有时有	大部分时间有	绝大部分或全部时间都有
20. 我做噩梦	没有或很少时间有	有时有	大部分时间有	绝大部分或全部时间都有

量表说明：①没有或很少时间有；②有时有；③大部分时间有；④绝大部分或全部时间都有。第 5、9、13、17、19 题：①=4 分；②=3 分；③=2 分；④=1 分。其余题目：①=1 分；②=2 分；③=3 分；④=4 分。

分数计算：把 20 题的得分相加为粗分，粗分乘以 1.25 后取整数，即得到标准分。

分数说明：我国焦虑评定的分界值为 50 分，分数越高，焦虑倾向越明显。49 分以下为正常；50~59 分为轻度焦虑；60~69 分为中度焦虑；70 分以上是重度焦虑。SAS 可以反映焦虑的严重程度，但不能区分各类神经症。本测评量表仅供参考，具体情况请以医生诊断为准。

附表 4：PHQ-9 抑郁筛查量表

PHQ-9 是一种常用于评估抑郁症状严重程度的问卷量表，主要用于评价自身近 2 周内的情绪、生活状况。

PHQ-9 抑郁筛查量表

条目	0	1	2	3
1. 做事时提不起劲或没有兴趣	完全不会	好几天	一半以上的天数	几乎每天
2. 感到心情低落、沮丧或绝望	完全不会	好几天	一半以上的天数	几乎每天

续表

条目	0	1	2	3
3. 入睡困难、睡不安稳或睡眠过多	完全不会	好几天	一半以上的天数	几乎每天
4. 感觉疲倦或没有活力	完全不会	好几天	一半以上的天数	几乎每天
5. 食欲不振或吃太多	完全不会	好几天	一半以上的天数	几乎每天
6. 觉得自己很糟，或觉得自己很失败，或让自己或家人失望	完全不会	好几天	一半以上的天数	几乎每天
7. 对事物专注有困难，例如阅读报纸或看电视时不能集中注意力	完全不会	好几天	一半以上的天数	几乎每天
8. 动作或说话速度缓慢到别人已经察觉或正好相反，烦躁或坐立不安、动来动去的情况更胜于平常	完全不会	好几天	一半以上的天数	几乎每天
9. 有不如死掉或用某种方式伤害自己的念头	完全不会	好几天	一半以上的天数	几乎每天

PHQ-9 的总分可以用来评估抑郁症状的严重程度，0~4 分无抑郁症状，5~9 分为轻度抑郁，10~14 分为中度抑郁，15 分以上为重度抑郁。总分≥10 分可能是抑郁症的分界值。

注意：以上量表均为情绪调查表，存在主观性，仅作为判断情绪的辅助工具，不能作为结论，具体需咨询医生。

第九章

"跟踪你的心跳"——随访与复查的重要性

【知识速览】

很多房颤患者都有一个疑惑：明明已经治疗过了，自我感觉也不错，为什么还要让我定期到医院复查随访呢？随访到底有什么用处？房颤病友们，让我们一起来更好地了解房颤复查及随访的重要性吧！

房颤手术并不是一劳永逸的，而是需要持续地进行管理和监测。就像一辆出了问题的汽车，虽然进行了维修后可以使用，但是后期还是需要定期进行维护和保养，经常检查以确保其正常运行。随访和复查就是房颤治疗的"维护和保养"，它们的重要性不容忽视。

首先，随访和复查有助于医生了解患者的心脏电活动和功能变化，及时发现潜在问题，调整治疗方案，减少并发症。其次，由于房颤患者很容易形成血栓，一般患者都要长期服用抗凝药物，需要定期复查凝血指标从而查看有没有达到有效预防血栓的目的，以便调整药物剂量。此外，随访和复查还能提高患者的自我管理能力。通过与医生沟通，患者能更好地了解病情和治疗方案，配合医生治疗，提高治疗效果和生活质量。

因此，房颤病友应重视随访和复查，定期检查房颤治疗效果、预防复发和并发症，与医生保持良好沟通，共同制定最佳治疗方案。

【你问我答小课堂】

1.随访和复查有什么不同？

(1)随访是一道桥。"随访"又被称作"随诊"，指医护对患者进行定期的追踪观察和检查，了解患者病情的变化和治疗效果，以及提供必要的医疗建议和指导。随访可以通过电话、邮件、信函、门诊等多种方式进行。随访在患者与医生之间起到了桥梁和沟通的作用，患者可以通过随访及时反映新情况，以便获得及时而正确的指导。同时医生能及时发现和解决患者可能存在的问题，提高患者的治疗效果和生活质量。

(2)复查是一场持久战。"复查"则是指患者在接受治疗后，按照医生的建议，定期回到医院进行检查和评估。复查的内容通常包括心电图、超声心动图、血液检查等，旨在全面了解患者的病情和治疗效果，以及时调整治疗方案。复查是房颤治疗中非常重要的一环，因为它可以帮助医生及时发现并处理可能存在的复发或并发症，保障患者的健康和安全。

2. 慢性房颤患者多久须复查一次？

(1)药物保守治疗的患者应每月复查一次；

(2)接受了射频消融术治疗的患者出院后应在第 3、6、12 个月各进行 1 次，具体情况以医嘱为准。

3. 医生所说的房颤消融术后"空白期"是什么？

李大爷这几年因为房颤一直被心慌、气喘问题所困扰，进行了房颤消融术后李大爷立马感觉神清气爽，心慌、气促完全消失了。可是好景不长，出院后 1 周李大爷失眠后又出现了心慌不适，于是自己连夜到我院急诊，做了心电图发现又是房颤，李大爷一筹莫展，心想"我的房颤复发了，手术难道维持效果这么短？"

李大爷的问题是一部分房颤消融术后患者的共同问题，那么问题来了，手术后 1 周心电图发现房颤真的是复发吗？消融手术真的失败了吗？这里就要和大家介绍一下房颤术后的"空白期"。

房颤消融术后空白期是指手术后即刻算起，术后 3 个月的时间内，即手术后的恢复期，由于手术后心肌水肿、心电活动不稳定、血栓风险波动等原因，一些患者可能会出现胸闷心慌，但并不代表房颤复发和手术失败，这些不适症状多数会自行消失。术后 3 个月遵医嘱服用抗心律失常、抗凝等药物可促进恢复，降低术后"空白期"心律失常的发作。

4. 消融术后随访与复查时需要做什么？

每次随访时均需配合医生完成 12 导联心电图等相关检查，进行栓塞与出血风险评估，告知医生是否再次出现心律失常相关症状、服用药物的情况、基础疾病治疗情况、是否对生活造成任何影响及生活作息是否规律等。

5. 消融术成功和复发到底如何判定？

房颤消融术成功和复发判定方法如表 9-1 所示。

表 9-1　房颤消融术成功和复发判定方法

类型	定义
成功	消融 3 个月后，不服用抗心律失常药物而没有房颤、房扑或者房速发作

续表 9-1

类型	定义
有效	消融 3 个月后,使用术前无效的抗心律失常药物而无房颤、房扑或房速发作,或消融术后房颤负荷明显降低
空白期发作	指术后 3 个月内发生持续时间≥30 秒的房颤、房扑或房速
复发	消融 3 个月后发生的房颤、房扑、房速,如持续时间≥30 秒,应视为房颤复发

6. 自我感觉恢复得很好没有不适还需要复查和随访吗?

即使患者自我感觉恢复得很好,没有任何不适,复查和随访也是非常有必要的。首先,复查与随访可帮助医生及时评估患者的恢复情况,是尽早发现房颤复发的重要手段,同时可以调整治疗方案、监测疗效、预防并发症等。由于房颤"很难缠",房颤病友的精神上可能会受到影响,通过在定期复查和随访中与医生交流,可及时发现患者的心理与情绪状态,及时解决某些重要疑问。其次,房颤与不健康的生活方式息息相关,通过随访,患者可在营养饮食、运动锻炼、心理疏导等方面得到医生的正确康复指导,提高自我管理能力,从而更好地控制房颤,提高生活质量。

【一图解惑】

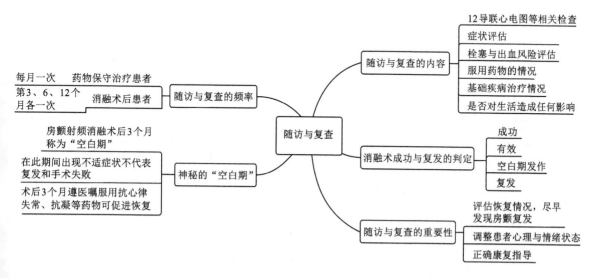

参考文献

［1］　丁文龙, 刘学政. 系统解剖学［M］. 第9版. 北京: 人民卫生出版社, 2018.

［2］　中华医学会心电生理和起搏分会, 中国医师协会心律学专业委员会, 中国房颤中心联盟心房颤动防治专家工作委员会. 心房颤动: 目前的认识和治疗建议 (2021)［J］. 中华心律失常学杂志, 2022, 26(1): 15-88.

［3］　汤志杰, 孙国珍, 王洁, 等. 早期心房颤动筛查的成本效果分析研究进展［J］. 中国全科医学, 2023, 26(1): 104-112, 117.

［4］　中华医学会心血管病学分会, 中国生物医学工程学会心律分会. 心房颤动诊断和治疗中国指南［J］. 中华心血管病杂志, 2023, 51(6): 572-618.

［5］　KALARUS Z, MAIRESSE G H, SOKAL A, et al. Searching for atrialfibrillation: looking harder, looking longer, and in increasingly sophisticated ways. An EHRA position paper［J］. Europace, 2023, 25(1): 185-198.

［6］　GUO Y, WANG H, ZHANG H, et al. Mobile photoplethysmographic technology to detect atrial fibrillation［J］. J Am Coll Cardiol, 2019, 74(19): 2365-2375.

［7］　GUO Y, LANE D A, WANG L, et al. Mobile health technology to improve care for patients with atrial fibrillation［J］. J Am Coll Cardiol, 2020, 75(13): 1523-1534.

［8］　GUO Y, LANE D A, CHEN Y, et al. Mobile health technology facilitates population screening and integrated care management in patients with atrial fibrillation［J］. Eur Heart J, 2020, 41 (17): 1617-1619.

［9］　余超, 周伟, 王涛, 等. 可穿戴设备支持心房颤动人群筛查与管理研究进展［J］. 中国全科医学, 2023, 26(1): 113-117.

［10］　MAIRESSE G H, MORAN P, Van GELDER I C, et al. Screening for atrial fibrillation: a European Heart Rhythm Association (EHRA) consensus document endorsed by the Heart Rhythm Society (HRS), Asia Pacific Heart Rhythm Society (APHRS), and Sociedad Latinoamericana de Estimulación Cardíaca y Electrofisiología (SOLAECE)［J］. Europace, 2017, 19(10): 1589-1623.

［11］　HINDRICKS G, POTPARA T, DAGRES N, et al. 2020 ESC Guidelines for the diagnosis and management of atrial fibrillation developed in collaboration with the European Association for Cardio-Thoracic Surgery（EACTS）［J］. Revista Española de Cardiología（English Edition），2021，74（5）：437.

［12］ PEREZ M V, MAHAFFEY K W, HEDLIN H, et al. Large-scale assessment of a smartwatch to identify atrial fibrillation［J］. N Engl J Med, 2019, 381(20)：1909-1917.

［13］ 万学红，卢雪峰，等.诊断学［M］.北京：人民卫生出版社，2018.

［14］ 谭琛.《2020 ECS/EACTS 心房颤动诊断和管理指南》解读［J］.中国循证心血管医学杂志，2021，13(2)：129-132.

［15］ 林秋珍，韩冰，刘启明.心房颤动诊断管理指南更新解读［J］.临床心血管病杂志，2021，37(5)：484-488.

［16］ 《中国脑卒中防治报告 2021》概要［J］.中国脑血管病杂志，2023，20(11)：783-793.

［17］ 李超然，孙忠人，刘德柱.中风病古代文献探析［J］.江苏中医药，2017，49(7)：70-72.

［18］ 倪小佳，陈耀龙，蔡业峰.中西医结合脑卒中循证实践指南(2019)［J］.中国循证医学杂志，2020，20(8)：901-912.

［19］ 张健，张宇辉，周蕾.国家心力衰竭指南 2023(精简版)［J］.中国循环杂志，2023，38(12)：1207-1238.

［20］ 周京敏，王华，黎励文.射血分数保留的心力衰竭诊断与治疗中国专家共识 2023［J］.中国循环杂志，2023，38(4)：375-393.

［21］ 刘铮，杨新春.心房颤动合并心力衰竭的机制和治疗［J］.中国实用内科杂志，2023(2)：110-117.

［22］ 龚艳君，霍勇.急性 ST 段抬高型心肌梗死诊断和治疗指南(2019)解读［J］.中国心血管病研究，2019，17(12)：1057-1061.

［23］ 季润青，余苑，李静.急性心肌梗死指南推荐治疗在我国应用现状［J］.中国循证心血管医学杂志，2020(2)：250-252.

［24］ 云文洁，甄橙.心肌梗死与"中国 1120 心梗救治日"［J］.中国卫生人才，2021，274(2)：70-71.

［25］ 陈庆宇，李亚丽，张艳秋，等.认知功能障碍与心血管疾病［J］.国际心血管病杂志，2019，46(4)：209-211.

［26］ 胡丁丁.老年房颤患者认知功能障碍特点分析［J］.甘肃科技，2020，36(13)：155-157.

［27］ 廖婷婷，李高叶，阮芳，等.心房颤动患者认知功能障碍危险因素的研究进展［J］.中国护理管理，2021，21(10)：1579-1583.

［28］ 宋颖，孙冬，章军建.《2019 年中国血管性认知障碍诊治指南》解读［J］.中国临床医生杂志，2021，49(6)：655-657，661.

［29］ 陈胜男，申燕.慢性肾脏病的心血管并发症研究进展［J］.中国病理生理杂志，2019，35(8)：1532-1536.

［30］ 田梅香，康静，郇轩，等.心房颤动患者家庭功能与生活质量的相关性［J］.中南大学学报(医学

版), 2023, 48(8): 1234-1242.

[31] 马长生.2019年心房颤动治疗新进展[J].临床心血管病杂志, 2019, 35(11): 967-971.

[32] 徐士钊.中医药治疗房颤的新进展[J].中国中医药现代远程教育, 2016, 14(1): 148-149.

[33] 吴力菲, 盛炜.中医药治疗心房颤动的临床研究进展[J].实用心电学杂志, 2023, 32(3): 172-176.

[34] 臧连儒, 季星凯, 章颖, 等.脉冲电场消融在房颤治疗中的应用进展[J].中国生物医学工程学报, 2023, 42(2): 219-228.

[35] 路桥, 张先林, 王洪巨.脉冲场消融在房颤中的应用进展[J].实用心电学杂志, 2021, 30(5): 322-327.

[36] 王振, 黄一林, 刘宝山, 等.脉冲电场消融治疗房颤的现状[J].心脏杂志, 2023, 35(2): 224-228.

[37] 刘兴鹏, 刘继娟.房颤:从手术治疗到日常管理[M].北京:中国人口出版社, 2023.

[38] 心房颤动患者心脏康复中国专家共识[J].中华内科杂志, 2021, 60(2): 106-116.

[39] 周佩玲, 刘西平, 李立, 等.持续性心房颤动射频消融术后发生心动过缓的原因分析[J].辽宁医学杂志, 2019, 33(6): 32-35.

[40] 刘建萍.安装永久性心脏起搏器手术配合与护理研究[J].中国药物与临床, 2021, 21(15): 2749-2751.

[41] 韩辉武, 唐韬, 赖娟, 等.图式康复操对永久起搏器植入术后患者康复的效果评价[J].中国现代医学杂志, 2014, 24(4): 55-58.

[42] 黄从新, 张澍, 黄德嘉, 等.心房颤动:目前的认识和治疗的建议2018[J].中国心脏起搏与心电生理杂志, 2018, 32(4): 315-368.

[43] Hindricks G, Potpara T, Dagres N, et al. 2020 ESC guidelines for the diagnosis and management of atrial fibrillation developed in collaboration with the European Association for Cardio - Thoracic Sugery (EACTS), The Task Force for the diagnosis and management of atrial fibrillation of the European Sociely of Cardiolo008(ESC) Developed with the special contribution of the European Heart Rhythm Association (EHRA) of tribESC[J]. Eur Heartu J, 2021, 42(5): 373-498.

[44] 方任远, 杜先锋, 何斌等.决奈达隆在心房颤动导管消融空白期应用的安全性和有效性[J/OL].中国新药与临床杂志, 1-6[2024-03-03].

[45] 张琴.莫雷西嗪治疗阵发性心房颤动110例[J].中国药业, 2015, 24(17): 92-93.

[46] 王小川, 谢晓慧, 陆浩, 等.抗心律失常药物致心律失常作用的文献分析[J].中国医院药学杂志, 2013, 33(21): 1825-1826.

[47] 王智峰.参松养心胶囊治疗心房颤动的临床疗效及对心功能和炎性反应的影响[J].临床合理用药, 2023, 16(30): 38-41.

[48] Patsilinakos S, Christou A, Kafkas N, et al. Effect of high doses of magnesium on converting ibutilide to a safe and more effective agent [J]. Am J Cardiol, 2010, 106(5): 673

［49］ 张家盛，高晓飞，许轶洲.无导线起搏器的革新与应用研究［J］.中国心脏起搏与心电生理杂志，2023，37（3）：197-199.

［50］ Chen Y，Maguire Y，Tapscott C，et al. Anenergyharvesting wirelessleadless multisite pacemakerprototype［C］.IEEE，2018.

［51］ 侯剑飞.起搏器电池状态的评估与测试［J］.中国社区医师，2019，35（24）：36，38.

［52］ 《中国脑卒中防治报告2021》概要［J］.中国脑血管病杂志，2023，20（11）：783-793.

［53］ Powers W J，Rabinstein A A，Ackerson T，et al. Guidelines for the early management of patients with acute ischemic stroke：2019 update to the 2018 guidelines for the early management of acute ischemic stroke：A guideline for healthcare professionals from the American Heart Association/American Stroke Association［J］.Stroke，2019，50（12）：3331-3332.

［54］ 周少华，龚丹，贾利平.左心耳形态及功能与非瓣膜性心房颤动患者发生缺血性脑卒中的相关性［J］.健康研究，2023，43（5）：574-578.

［55］ 刘晓辉，宋景春，张进华，等.中国抗血栓药物相关出血诊疗规范专家共识［J］.解放军医学杂志，2022，47（12）：1169-1179.

［56］ 2024 heart disease and stroke statistics：a report of US and global data from the american heart association. Circulation. Originally published 24 Jan 2024.

［57］ Chien K L，Su T C，Hsu H C，et al. Atrial fibrillation prevalence，incidence and risk of stroke and all cause death among Chinese［J］.Int J Cardiol，2010，139（2）：173-180.

［58］ AlAseri Z，AlGahtani F H，Bakheet M F，et al. Evidence-based management of major bleeding in patients receiving direct oral anticoagulants：an updated narrative review on the role of specific reversal agents［J］.J Cardiovasc Pharmacol Ther，2023 Jan-Dec；28：10742484231202655.

［59］ 张越.不同抗栓方案治疗冠心病房颤患者的效果分析［J］.中国药物滥用防治杂志，2023，29（10）：1740-1743，1747.

［60］ 江骏荣，薛玉梅.心房颤动抗凝治疗［J］.中国实用内科杂志，2023，43（2）：106-109.

［61］ 陈雨卉.$CHA_2DS_2-VAS_c$ 评分与改良 $CHA_2DS_2-VAS_c$ 评分对中国北方心房颤动患者卒中风险的预测价值［D］.大连：大连医科大学，2023.

［62］ 齐书英.《心房颤动患者使用新型口服抗凝药：亚太心脏病学会血栓和出血风险管理策略共识建议》解读［J］.中国循证心血管医学杂志，2022，14（6）：641-643，649.

［63］ 中国心胸血管麻醉学会心血管药学分会.抗凝（栓）门诊标准操作规程专家共识［J］.中国循环杂志，2019，34（10）：944-950.

［64］ 张进华，刘茂柏，蔡铭智，等.模型引导的华法林精准用药：中国专家共识（2022版）［J］.中国临床药理学与治疗学，2022，27（11）：1201-1212.

［65］ 中华医学会心血管病学分会，中国老年学学会心脑血管病专业委员会.华法林抗凝治疗的中国专家共识［J］.中华内科杂志，2013，52（1）：76-82.

［66］ 俞梦越.新型口服抗凝药在老年患者中的应用［J］.中国心血管杂志，2020，25（1）：4-8.

［67］ 李树仁，赵文静.基于指南的非维生素 K 拮抗剂类口服抗凝药在心房颤动中的临床应用［J］.实用心脑肺血管病杂志，2021，29(10)：1-8.

［68］ 利伐沙班临床应用中国专家组.利伐沙班临床应用中国专家建议——非瓣膜病心房颤动卒中预防分册［J］.中华内科杂志，2013，52(10)：897-902.

［69］ 中国医师协会心血管内科医师分会，结构性心脏病专业委员会.简化式左心耳封堵术临床路径中国专家共识(2022)［J］.中华心血管病杂志(网络版)，2022，5(1)：1-16.

［70］ 中国研究型医院协会，中国医师协会房颤专家委员会.心房颤动外科治疗中国专家共识 2020 版［J］.中华胸心血管外科杂志，2021，37(3)：129-144.

［71］ 王群山，莫斌峰，孙健，等.导管消融联合左心耳封堵一站式治疗心房颤动的临床应用［J］.中华心律失常学杂志，2021，25(6)：498-503.

［72］ Chen M, Wang Z Q, Wang Q S, et al. One-stop strategy for treatment of atrial fibrillation: feasibility and safety of combining catheter ablation and left atrial appendage closure in a single procedure［J］. Chin Med J (Engl), 2020, 133(12): 1422-1428.

［73］ 李欣，刘璐，柳志红等.口服抗凝剂在非瓣膜性房颤伴慢性肾功能不全患者中的应用进展［J］.协和医学杂志，2022，13(2)：302-307.

［74］ 刘铮，杨新春.心房颤动合并心力衰竭的机制和治疗［J］.中国实用内科杂志，2023，43(2)：110-117.

［75］ 马飞鹏.肥厚型心肌病患者并发房颤的危险因素分析［D］.银川：宁夏医科大学，2022.

［76］ 马宗宾，赵永辉，刘倩玲.心房颤动合并心力衰竭的治疗进展［J］.中国动脉硬化杂志，2022，30(6)：535-540.

［77］ 刘心遥，李洁.心房颤动合并心力衰竭的心率控制［J］.中国分子心脏病学杂志，2020，20(3)：3429-3432.

［78］ 苏士成.心衰合并房颤患者睡眠呼吸暂停综合征的发生情况及临床特征［D］.南京：南京医科大学，2016.

［79］ 王生伟，王水云.阻塞性睡眠呼吸暂停综合征增加肥厚性梗阻型心肌病心房颤动发生［J］.中国循环杂志，2018，33(S1)：47.

［80］ 徐懿，丁岚.六字诀辅助五行音乐疗法在缓解心房颤动患者睡眠障碍中的效果［J］.中国当代医药，2023，30(17)：169-172.

［81］ 崔熊卫，袁忠明.老年阻塞性睡眠呼吸暂停低通气综合征与心房颤动相关性的研究进展［J］.现代临床医学，2023，49(3)：187-189，196.

［82］ 翟文轩.睡眠呼吸暂停低通气综合征对心房颤动射频消融术的预后影响分析［D］.北京：北京协和医学院，2023.

［83］ 郭东浩，韩宇博，张美君，等.睡眠障碍对原发性高血压患者房颤发病风险的影响［J］.山东医药，2022，62(34)：49-52，56.

［84］ 刘晓宇，钱玲玲，王如兴.糖尿病合并心房颤动患者的导管消融治疗［J］.中国心脏起搏与心电生

理杂志，2022，36（5）：454-457.

[85] 武立达，钱玲玲，张桢烨等.2型糖尿病对心房颤动的影响［J］.中国心脏起搏与心电生理杂志，
2021，35（4）：359-362.

[86] 司昌荣.甲亢合并房颤的中西医结合治疗探析［J］.中国继续医学教育，2015，7（18）：216-217.

[87] 刘金芳.甲亢合并房颤的中西医结合治疗研究［D］.济南：山东中医药大学，2014.

[88] 刘晋婷，谢瑞芹.甲状腺功能减退症与心房颤动［J］.国际心血管病杂志，2023，50（6）：387-391.

[89] 张李，陈继东，向楠，等.陈如泉教授治疗甲亢合并心房颤动经验［J］.亚太传统医药，2021，
17（2）：100-101.

[90] 郑伟，李小荣，王学成，等.心房颤动射频消融术后的食管损伤［J］.中国心脏起搏与心电生理杂
志，2020，34（6）：530-533.

[91] 王炎，赵春霞，杨晓云，等.心房颤动导管射频消融围手术期管理要点和认识［J］.临床内科杂志，
2020，37（10）：743-746.

[92] 王吉娟.射频消融术治疗房颤的护理进展［J］.当代护士（上旬刊），2017（6）：19-21.

[93] 中国康复医学会心血管病专业委员会，中国营养学会临床营养分会，中华预防医学会慢性病预防
与控制分会，等.心血管疾病营养处方专家共识［J］.中华内科杂志，2014，53（2）：151-158.

[94] 张倩，肖莉，刘旭，等.地中海饮食模式和心房颤动的发生风险［J］.心肺血管病杂志，2023，
42（11）：1114-1119.

[95] 苑洪涛，王玉堂.肥胖与心房颤动［J］.中国循证心血管医学杂志，2015，7（6）：859-862.

[96] 董洋宏，石治宇，尹新华.钠盐摄入量在高血压中的研究进展［J］.心血管病学进展，2018，39
（2）：190-194.

[97] 马瑞彦，肖颖彬.糖尿病、心房重构与心房颤动——分子机制和治疗进展［J］.心血管病学进展，
2018，39（3）：467-471.

[98] 向迈，王启荣.膳食纤维特异性对超重或肥胖成年人血脂水平的影响：Meta分析［C］∥国际班迪
联合会（FIB），国际体能协会（ISCA），中国班迪协会（CBF）.2024年第二届国际体育科学大会论
文集.北京体育大学运动人体科学学院；国家体育总局运动医学研究所；国家体育总局运动营养
重点实验室，2024：19.

[99] 杨烁，赵秀杰，蔡勇建，等.六种膳食纤维的功能特性及其在面包中的应用［J/OL］.现代食品科
技，1-10［2024-04-28］.

[100] 郑策，梅丹.影响华法林抗凝血作用的有关因素［J］.药物不良反应杂志，2007（4）：256-261.

[101] 吕聪敏，闫春秀，翟寒静，等.酒精性心脏病的发病机制及预防［J］.实用心电学杂志，2019，
28（2）：94-96.

[102] 陈超峰.酒精与心房颤动［J］.中国心脏起搏与心电生理杂志，2023，37（5）：426-429.

[103] 中国医师协会心血管分会.心血管疾病戒烟干预中国专家共识［J］.中华内科杂志，2012，51
（2）：168-173.

[104] 商鲁翔，张玉娇，侯应龙.吸烟：心房颤动管理中不容忽视的危险因素［J］.中国心脏起搏与心电

生理杂志, 2023, 37(2): 158-160.

[105] 包针, 木胡牙提, 杨玉春, 等. 吸烟的非瓣膜性房颤患者的临床特性分析[J]. 国际心血管病杂志, 2018, 45(3): 171-175.

[106] 苗苗, 张虹. 戒烟对心血管疾病影响的研究进展[J]. 中西医结合心脑血管病杂志, 2020, 18(8): 1241-1243.

[107] 刘传琳, 武冰雪, 穆敏, 等. 尼古丁戒断综合征治疗的新进展[J]. 中国药物依赖性杂志, 2019, 28(2): 91-95.

[108] 中华人民共和国国家卫生和计划生育委员会. 中国临床戒烟指南(2015版)[J]. 中华健康管理学杂志, 2016, 10(2): 88-95.

[109] 常雪侠, 孙咏梅, 惠婉莉. 心脏康复运动结合营养干预对急性心肌梗死患者经皮冠状动脉介入术后的影响[J]. 心血管康复医学杂志, 2024, 33(1): 15-19.

[110] 李亮, 王雨童, 范铜钢. 运动训练在心血管病中研究的国际热点和前沿: 基于2010—2022年文献计量分析[J]. 中国介入心脏病学杂志, 2024, 32(2): 81-88.

[111] 王佳佳, 梁闪, 王琳琳, 等. 心脏康复降低心脏病患者运动恐惧水平的研究进展[J]. 重庆医学, 2024, 4(21): 1-10.

[112] 刘建萍, 郭卫婷, 高伟, 等. 心脏康复患者运动恐惧体验质性研究的Meta整合[J]. 中华护理杂志, 2024, 59(4): 474-481.

[113] 罗滟滟. 分阶段延续性个性化心脏康复方案对慢性心力衰竭患者运动耐量和生活质量的影响[J]. 慢性病学杂志, 2024, 25(2): 268-271.

[114] 张云, 侯钦午, 王亚南, 等. 自制步行训练康复包在冠心病病人PCI术后社区心脏康复中的应用[J]. 蚌埠医学院学报, 2024, 49(2): 269-272.

[115] 李锦, 王卢敏, 林璋. 心脏康复运动对心力衰竭患者预后的影响[J]. 福建医药杂志, 2024, 46(1): 84-87.

[116] 周媚媚. 科学运动, 用心康复——浅谈心脏康复[J]. 人人健康, 2024(5): 78-79.

[117] 刘克锋, 薛莹, 鲁春云, 等. 咖啡摄入量与心血管死亡率关系的剂量-反应Meta分析[J]. 现代预防医学, 2021, 48(6): 1055-1060.

[118] 顾迎春, 孙漾丽, 孙兵兵, 等. 长期饮用咖啡对心血管疾病影响研究[J]. 心血管病学进展, 2019, 40(8): 1161-1165.

[119] 糜涛, 张存泰. 老年心房颤动的综合管理[J]. 中国实用内科杂志, 2023, 43(8): 621-627.

[120] 王见卓. 减肥有益心脏, 哪怕体重反弹[N]. 中国科学报, 2023-03-30(002).

[121] 张雅娟, 宋俊权, 张鹏, 等. 肥胖及心外膜脂肪与房颤机制的研究进展[J]. 兰州大学学报(医学版), 2021, 47(4): 94-97.

[122] 刘硕. 心脏康复专科护士培训方案构建研究[D]. 北京: 中国人民解放军医学院, 2021.

[123] 基层心血管病综合管理实践指南2020[J]. 中国医学前沿杂志(电子版), 2020, 12(8): 1-73.

[124] 陈婉婉, 体重管理新模式对慢性心力衰竭患者改善心功能的临床研究. 浙江省, 浦江县人民医院,

2020-08-06.

[125] 车星星, 高婷, 侯清濒, 等.体重管理对慢性射血分数降低心力衰竭病人心功能的影响[J].中西医结合心脑血管病杂志, 2020, 18(3): 483-487.

[126] 陈芳玲.慢性心衰合并房颤的中医证型分布以及 BMI 对其预后的研究[D].北京: 北京中医药大学, 2019.

[127] Cappuccio F P, Miller M A. Sleep and cardio-metabolic disease[J]. Curr Cardiol Rep, 2017, 19(11): 110.

[128] Causal associations of short and long sleep durations with 12 cardio-vasculardiseases: linear and nonlinear Mendelian randomization analyses in UK Biobank[J]. Eur Heart J, 05 April 2021.

[129] Chokesuwattanaskul R, Thongprayoon C, Sharma K, et al. Associations of sleep quality with incident atrial fibrillation: ameta-analysis[J]. Intern Med J, 2018, 48(8): 964-972.

[130] Morovatdar N, Ebrahimi N, Rezaee R, et al. Sleep duration and risk of atrial fibrillation: a systematic review[J]. J Atr Fibrillation, 2019, 11(6): 2132.

[131] 汪佩.房颤与睡眠障碍现况调查及相关危险因素分析[D].西安: 西安医学院, 2021.

[132] Mc Carthy C E, Yusuf S, Judge C, et al. Sleep patterns and the risk of acute stroke: results from the INTERSTROKE international case-control study[J]. Neurology, 2023; 100(21): e2191-e2203.

[133] 张海福, 张媛媛, 张琴霞, 等.阻塞性睡眠呼吸暂停低通气综合征与心房颤动及其合并症的相关性研究进展[J].健康研究, 2021, 41(2): 177-180.

[134] Louise Se, et al. Atrial fibrillation and stress: A 2-Way Street? [J]. JACC: Clinical Electrophysiology. 23 February 2022.

[135] 张小雪, 薄雅坤, 宋洁, 等.脂蛋白(a)水平与心房颤动发病风险相关性的 Meta 分析和试验序贯分析[J].中国循环杂志, 2023, 38(7): 717-723.

[136] [意]乔瓦尼·弗契多.情绪是什么[M].浙江人民出版社, 2018.

[137] [加]芭芭拉·弗雷德里克森.积极情绪的力量[M].北京: 中国纺织出版社, 2021.

[138] 王丽, 鲁燕.心房颤动康复的综合管理[J].实用心电学杂志, 2023, 32(3): 177-182.

[139] Gross. (2022) Emotion regulation: affective, cognitive, and social consequences[J]. Psychophysiology, 39: 281-291.

[140] 王艳梅, 毛锐杰.认知重评策略对注意分配的影响[J].心理学探新, 2016, 36(5): 409-412.

[141] 丁岚, 江云飞, 刘佳文, 等.中医情志护理与双心护理模式对缓解心房颤动患者负性情绪的效果对比[J].护理实践与研究, 2023, 20(2): 303-306.

[142] 阿尔祖古丽麦·麦提, 麦五久代·吐尔逊, 阿比旦·尼加提, 等.心房颤动患者发生血栓栓塞危险因素的研究进展[J].实用心电学杂志, 2024, 33(1): 93-97, 103.

[143] 向圣友, 徐晶, 向雪怡, 等.老年冠心病合并房颤患者的心脏病理特点分析[J].中西医结合心血管病电子杂志, 2021, 9(20): 92-94, 75.

[144] 胡稳娟, 杨英.心房颤动合并冠心病患者口服抗栓药依从性的影响因素分析[J].云南医药, 2024,

45(1)：86-89.

[145] 张一白，宫丽鸿.冠心病合并房颤的中西医治疗研究进展[J].实用中医内科杂志，2022，36(4)：140-142.

[146] 徐焕香.老年冠心病患者体外循环冠脉旁路移植术后新发房颤的危险因素分析[J].护理实践与研究，2022，19(7)：975-978.

[147] 张伟忠.冠心病合并房颤的中医治疗临床效果观察[J].中西医结合心血管病电子杂志，2021，9(1)：52-54.

[148] 王征宇.症状自评量表(SCL-90)[J].上海精神医学，1984(2)：68-70.

[149] 邱林，郑雪，王雁飞.积极情感消极情感量表(PANAS)的修订[J].应用心理学，2008，14(3)：249-254，26.

[150] 张明园，何燕玲.精神科评定量表手册[M].长沙：湖南科学技术出版社，2016.

[151] 张凤霞.基于焦虑自评量表(SAS)的三甲医院护士群体心理健康状况及影响因素研究[D].北京：北京协和医学院，2024.

图书在版编目(CIP)数据

房颤患者健康教育手册／陈玉梅，范文文，尹丽红
主编. --长沙：中南大学出版社，2024.12.
ISBN 978-7-5487-5997-3

Ⅰ．R541.7

中国国家版本馆 CIP 数据核字第 2024CD5224 号

房颤患者健康教育手册
FANGCHAN HUANZHE JIANKANG JIAOYU SHOUCE

陈玉梅　范文文　尹丽红　主编

□出 版 人	林绵优
□策划编辑	潘庆琳　李　娴
□责任编辑	李　娴
□责任印制	唐　曦
□出版发行	中南大学出版社

　　　　　　社址：长沙市麓山南路　　　　邮编：410083
　　　　　　发行科电话：0731-88876770　　传真：0731-88710482

□印　　装　广东虎彩云印刷有限公司

□开　　本	787 mm×1092 mm　1/16　□印张 16　□字数 402 千字
□版　　次	2024 年 12 月第 1 版　□印次 2024 年 12 月第 1 次印刷
□书　　号	ISBN 978-7-5487-5997-3
□定　　价	68.00 元